40歳からの女性のからだと気持ちの不安をなくす本

産婦人科医・臨床心理士
吉野一枝
Yoshino Kazue

永岡書店

はじめに

終戦から70年がたちました。この間に日本は大きく変わりました。なかでも女性のライフスタイルは急激に変化した、といえるでしょう。高学歴になり、社会進出が進み、産む子供の数は減っています。男女雇用機会均等法が施行されたのは１９８６年（制定は１９８５年）ですので、ちょうど第一期生が現在、「更年期まっただ中」ということになります。

女性のライフスタイルが変化したとはいえ、体やホルモン状態が進化したわけではありません。女性の体の仕組みは原始時代からそう大きく変化していないのです。そこにこれからの女性の健康問題を考えるカギがあります。

産まなくなったということは、排卵・月経の回数が増えている、ということ。そもそも産む準備としての排卵であり、妊娠しなかった結果が月経なので、妊娠を考えないときに排卵・月経を繰り返すのは、卵巣や子宮にとっては負担でしかありません。子宮内膜症や子宮筋腫などの病気も、繰り返す月経により発症したり、悪化したりします。深刻なところでは、卵巣がんや子宮体がん、乳がんなども、女性ホルモンとのかかわりで増えている病気です。

とはいえ、女性ホルモンは健康を守ってくれるものではあります。そのおかげで若い時期は、心血管系の病気やメタボリックシンドロームなどは男性に比べて少ない傾向にあります。ところが、この健康ホルモンである女性ホルモンが急激に低下していくのが40代以降です。いろいろな病気も増えてきてしまいます。血圧が上昇してきたり、血糖のコントロールや脂質代謝も悪くなります。代謝も落ちるので、太りやすくなる傾向もあります。骨や血管ももろくなっていきます。この大きな節目は女性特有です。男性ホルモンも低下していきますが、女性に比べれば、ずっと緩やかな降下なのです。

この40～50代をどう乗り切るか、その先の老年期を健やかに過ごすために今何をすべきか、産婦人科医として、同じ女性の先輩として、知っていただきたい情報を書きました。参考にしていただけましたら幸いです。

はじめに　2

序章
40歳を過ぎてから、こんな症状が増えていませんか？　11
40問のチェックシート　12
単なる加齢現象？　それとも「更年期のサイン」？　16
40代は「人生の折り返し地点」と考えて

1章
さまざまな不調の原因は「女性ホルモンの低下」　23
「更年期」とは閉経前後の10年間　24
40代からの不調は年齢では区切れない　28
医学的な名称は「更年期症候群」　30
更年期・閉経に関する誤解＆勘違い　32

CONTENTS

2章

あなたの月経、どんな状態？
――40代からの月経の変化を知る

いちばんわかりやすいのは月経の変化 54
不規則になっていく＊出血量が減る、あるいは出血期間が短くなる
だらだらはじまり・だらだら終わり
１年間、完全になくなれば「閉経」だけれど……
閉経後数年たってから、月経が復活することはほぼない
月経の変化の問題点①「不正出血」との違い 60
月経の変化の問題点② 不規則ゆえの弊害 62
ナプキンやシートかぶれが増えている＊洗浄便座の使いすぎに注意
石鹸やボディソープで洗っていませんか？
40代の月経不順、こんなことにも要注意 66
月経以外のサイン「基礎体温」で知る女性ホルモン 69

3章

40代からの女性ホルモン
——医師も知らない?! 女性ホルモンの影響　73

どこまで知っている？　女性ホルモンの基礎知識　74
女性ホルモンの調整役と司令塔は「脳」＊司令塔である脳が混乱して症状が出る
基準値は時期によって異なる
女性ホルモンに関する矛盾と誤解　83
女性ホルモンは多ければいい、というものではない
多すぎることの弊害　最大のリスクはがん＊セルフケアで増やせるものではない
会社や自治体の健康診断ではわからないこと　88
実は医師もわかっていない？
健康診断の検査値からわかるサイン　92

4章

女性ホルモンが原因の不調の症状
——さまざまなケーススタディ　97

ほかの病気を疑ってしまう「不定愁訴」　98
起こる症状はひとつじゃない！＊大きく分ければ2パターン

CONTENTS

誰に何が起こるのかはわからない

体がつらい、しんどい「フィジカル編」 102

もっともわかりやすい「のぼせ・ほてり・発汗」 102
発汗後の「寒気」、常に感じる「手足の冷え」 105
翌日も翌々日も疲れがとれない「疲労感」 108
カチコチに固まってしまう「肩こり・腰痛」 110
ふしぶしが痛む・しびれる「関節痛・疼痛」 110
日常生活に支障をきたす「頭痛」 113
立っていられなくなる「めまい・耳鳴り」 115
ドキドキして息苦しい「動悸・息切れ」 116
健康診断の検査値がのきなみ高い値に 117
衰えていく容貌「肌や髪の乾燥・かゆみ」 119
口や目も乾きぎみに「ドライアイ、ドライマウス」 119
なんとなくくさい、これは加齢臭？「体臭」 120
膣に痛みや不快感がある「性交痛・萎縮性膣炎」 121
トイレが近い・ちょい漏れする「頻尿・尿失禁・過活動膀胱」 122
眠りが浅い、寝つきが悪い「睡眠障害」 124
突然発症する免疫系の不調「花粉症・自己免疫疾患」 125

心がつらい、苦しい「メンタル編」 126
イライラする＊落ち込む・自分を責める＊くよくよする・涙もろくなる
うつっぽくなる・やる気が出ない
人間関係がうまくいかなくなる「ソーシャル編」 131
被害者意識や他罰感情にとらわれる＊感情の抑制がきかず、暴力的に

5章

40代からは忙しい！ ライフイベントの重なり
――不調を重くする背景 135

「抗わない」ことが大切 136
自分のことをあと回しにするクセをやめる＊ライフイベントは同時多発でやってくる
夫との関係が浮き彫りになる時期＊子離れできない親・夫がいらない妻
キャリアゆえの重責＊シングル女性にも不安感
性格や考え方のクセも実は大きな要素に 150
ネットやクチコミを信用する危うさ＊「〜であるべき」という呪縛

CONTENTS

6章

不調期を快適に過ごす・乗り切るために

——治療の実際

157

かかりつけの婦人科医を見つける　158

女性医療に力を入れているクリニックを

女性ホルモンの急降下を緩やかにする「ホルモン補充療法」　160

塗り薬（ジェル剤）・貼り薬（パッチ）・飲み薬を使い分ける＊使い方の注意点

いつから使う？　いつまで使う？＊3か月に一度の処方＋年に一度のがん検診を

自然派の人には別の選択肢も

漢方薬で症状を軽減する　169

漢方薬も保険がきく＊市販の薬もそれなりに高い

効果が出るまで、目安は1〜2か月

睡眠薬や抗不安薬も時には有効　173

40代後半からは婦人科へ＊心のクセをとる「認知行動療法」や「論理療法」も

受診の際は健康メモがあるとスムーズ

40代前半の人は低用量ピルという選択肢も　177

40代からを快適に過ごすための心構え　ポイント9　179

❶ 頑張らない、ひとりで闘わない
❷ 子供の自立のチャンス！ 家族に「休業宣言」を
❸ 生活のパートナーとの関係性を見直す
❹ 職場で「更年期宣言」をしてみる
❺ 友達に相談するときには注意を払って
❻ 健康のための4原則＋α
❼ これからのライフプランを考える
❽ 女性の人生は40代から面白くなる
❾ 若くなくても月経がなくても、女は女

おわりに 190

COLUMN

① 子宮がん検診、日本の低すぎる受診率 22
② 抗生物質には注意が必要 72
③ 診療科をたらいまわしになることも 96
④ 毒母にならないよう子離れを 156
⑤ 説明書どおりの副作用を訴える?! 189

序章

PROLOGUE

40歳を過ぎてから、こんな症状が増えていませんか？

「疲れ知らず」の20代、「無理がきいた」30代。
昔と比べると格段に「何かが変わった気がする」40代。
ただの加齢現象？
自身の体の変化を、改めてチェックしてみましょう。

CHECK SHEET

合計40問のチェックシート、自分に当てはまるものがあればチェックしてみましょう。

1 □ 頭から**どっと汗をかく**ようになった
2 □ **冷えを感じる**ことが増えた
3 □ 周囲が寒がっているときにひとりで**大汗をかく**
4 □ 首から上がカーッと熱くなり、**ほてり**を感じる
5 □ 28日が20日に?!……**月経周期**が短くなってきた
6 □ 月経時の**出血量**がだんだん減ってきた
7 □ きたりこなかったり……**月経不順**になってきた
8 □ **疲れやすく**なった
9 □ なんだか体が**かゆい**
10 □ 顔や手足が**以前よりもむくむ**ようになった

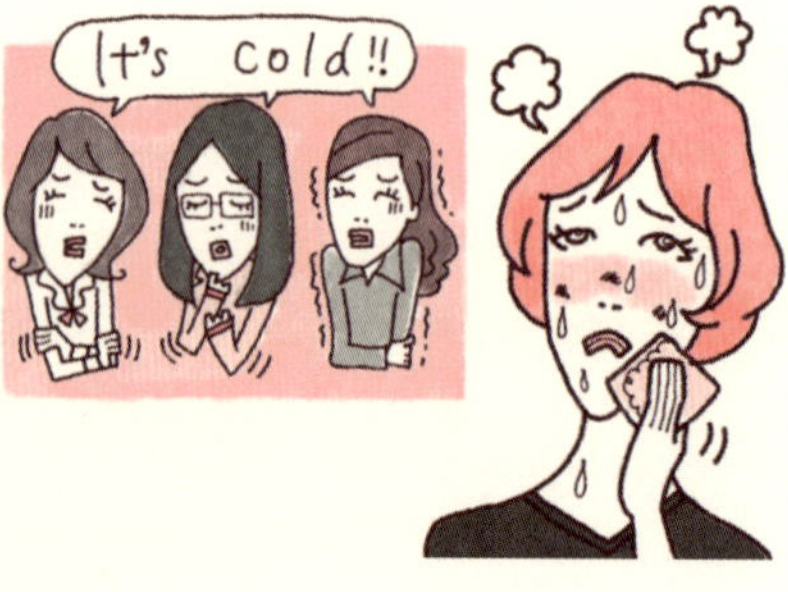

40歳を過ぎてから、こんな症状が増えていませんか？

11 □ 食欲は変わらないのに、ここ3年で**5キロ以上**太った

12 □ **めまいや頭痛**が起こるようになった

13 □ **肩こりや腰痛**がひどくなった

14 □ **関節が痛む**ようになった

15 □ 手の指が**握りにくく**なった

16 □ 手や指が**ピリピリとしびれる**ような感覚がある

17 □ 目が乾きがち（**ドライアイ**）になった

18 □ 尿意を我慢できなくなり、**頻尿**になった

19 □ くしゃみやせきで**尿漏れ**するようになった

20 □ **性交痛**が出ておっくうになってきた

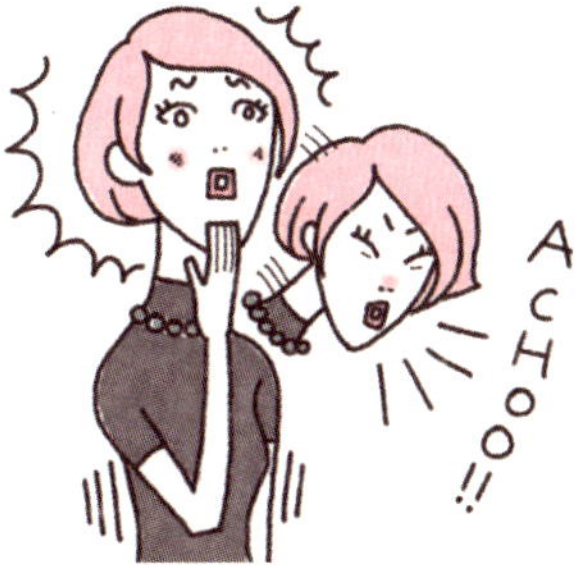

21 □ 膣が張りつくような不快感や乾燥がある
22 □ おりものが増えて、ニオイが強くなった
23 □ 些細《ささい》なことをクヨクヨ気にするようになった
24 □ なかなか眠れず、寝つきが悪くなった
25 □ 夜中に目が覚めることが増え、眠りが浅くなった
26 □ 胸がドキドキして鼓動を強く感じることが増えた
27 □ テレビや映画でやたらと泣けてしまう
28 □ 他人の言動にイライラすることが増えた
29 □ 性格が変わったといわれた
30 □ 今まででは考えられないような凡ミスをするようになった

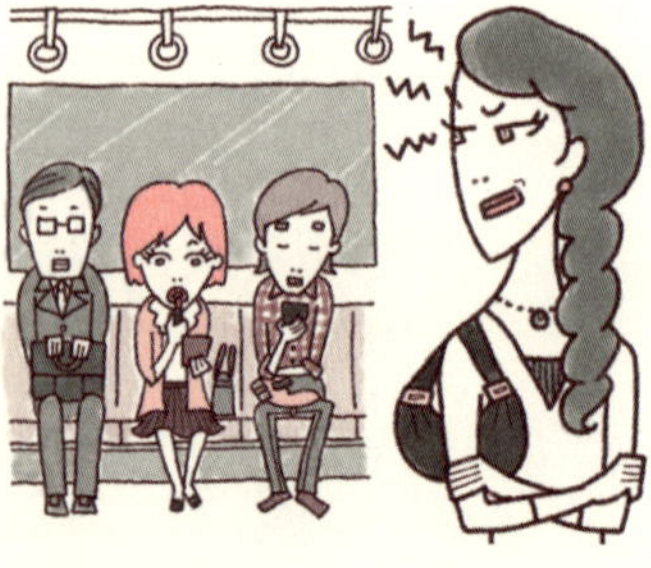

31 □ 口の中が妙に乾き、口臭がひどくなってきた

32 □ シミが急激に増えた

33 □ 髪の乾燥や傷み、抜け毛がひどくなってきた

34 □ 白髪が一気に増えた

35 □ 健康診断の血液検査で数値が高くなってきた
（血圧やコレステロール値、血糖値）

36 □ 傷が治りにくくなった

37 □ いびきや歯ぎしりがひどくなった

38 □ 体臭がきつくなったといわれた

39 □ 今まで無縁だったのに、突然花粉症になった

40 □ 食欲不振になった

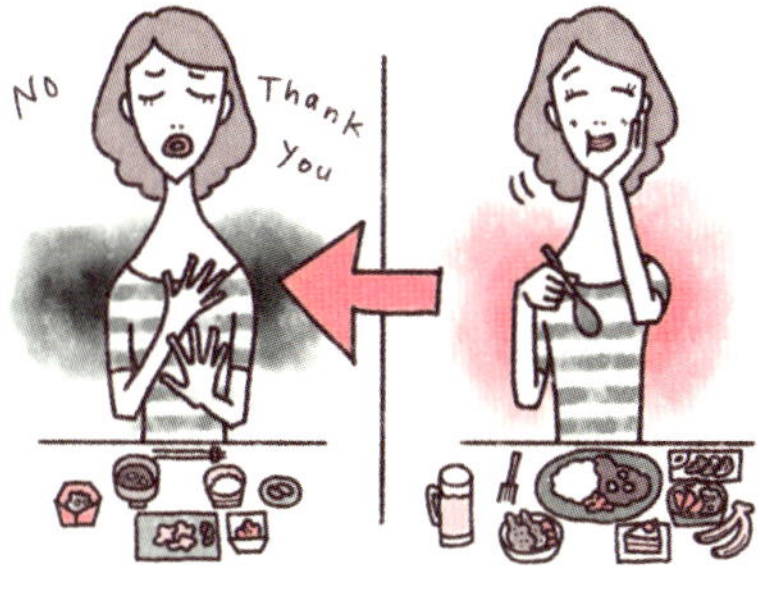

単なる加齢現象？
それとも「更年期のサイン」？

「もう若くない」ということは、自分がいちばんわかっている、それがアラフォー世代です。アラフォーというと、30代後半から40代前半の曖昧《あいまい》なイメージですが、40歳を超えると、若かりし頃の自分と比べて確実に「老化」を自覚しはじめるはずです。

20代はどんなに不規則な生活をしていても、徹夜をしても、肌はつるつる、体調も万全。「怖いものがなかった」といえるかもしれません。30代は20代に比べたら、体力もやや落ちてきたものの、まだ無理がきく。

では40代はどうでしょうか。40代に入ると、女性ホルモンの分泌量がガクンと減ります。そしてそれに伴う「心と体の不調」がいろいろな形で表面化してきます。

また、「閉経・更年期」という女性にとっての一大イベントが近づきつつあるのが40代です。必要以上に不安を抱え込まないためには、正しい知識が大切です。

今自分の体に起こっていること、これから起こるであろうこと、それが女性ホルモンとどんな関係があるのか、知っておくことで心の準備もできるはず。40代だからこそ自分の心と体に向き合うとき、ともいえるでしょう。

12～15ページのチェックシートで、ひとつも当てはまらない人はそうそういないはずです。若い頃と比べると、なんらかの不調、なんらかの変化が心と体に起きている。それが40代なのです。

もちろん個人差はあります。「私にはそんな症状ないわ」という元気な女性もいることでしょう。逆に、「私は20個以上当てはまるんだけど、これは何かの病気じゃないのかしら……」と思う人もいるかもしれません。

この40項目、実はほとんどが「更年期」に起こりうる症状です。女性ならではの婦人科的な症状だけでなく、体力や気力の低下、頭のてっぺんからつまさきまで、実に多様な症状が現れるのです。このうち、更年期と直接は関係がない、あるいは典型的ではないものは、たったの3つです。

10 □ 顔や手足が以前よりもむくむようになった

まず、むくみは水分代謝の問題で、更年期特有の症状ではありません。ただし、体重が増えてくることはあります。なので、むしろ

11 □ 食欲は変わらないのに、ここ3年で5キロ以上太った

という状態も重なれば、更年期によくある症状といえるでしょう。

36 □ 傷が治りにくくなった

そして、傷が治りにくいというのは、単純な加齢現象と考えていいでしょう。皮膚の細胞のターンオーバーは、年とともに遅くなります。年齢を重ねれば重ねるほど傷は治りにくくなるものです。

37 □ いびきや歯ぎしりがひどくなった

最後のひとつ、いびきや歯ぎしりは、若い女性にも起こります。ストレスで起こっているケースもあれば、あごが小さいなど骨格の問題で起こるケースもあります。いびきの場合は、寝ている間に呼吸が止まる「睡眠時無呼吸症候群（SAS）」の可能性も。あご周りにたっぷりと肉がついた、メタボ腹のオジサンの病気と思われがちですが、実はやせた小顔の女性にも多いのです。

つまり、なんでもかんでも更年期ととらえるのは早計ということです。なかにはほかの原因や病気の可能性もありますし、「更年期は怖いもの」と過剰に恐怖心を抱くのもよくありません。

ただし、知っておいてほしいのは、「更年期は症状が多様であり、しかも個人差が大きい」というところです。詳しくはこれから解説していきますが、主な原因は「女性ホルモンの分泌低下」です。ところが、実際に女性ホルモンについて正しく理解している人は少ないもの。それゆえに、誤解や勘違いもたくさんあるのです。

40代は「人生の折り返し地点」と考えて

日本では「女性は若いほうがいい」という、おかしな文化が昔からあります。「年齢を重ねると価値がどんどん下がっていく」と、男性だけでなく女性自身も考えているようです。年をとることをネガティブにとらえる国民性があるのです。その最たる現象が「美魔女ブーム」です。

40～50代でも外見が20～30代のような女性たちを称賛する。そうなると、女性たち自身が「若くあらねばならない」という強迫観念のようなものに駆り立てられることになります。もちろん元気で美しいのはよいことですが、「年齢を重ねることへの拒否感と恐怖心」ばかりが強くなっているような気がします。

「ヨーロッパの女性は年をとったほうが幸福度が増す」というデータがありました。ところが日本は逆で「年をとると幸福度が下がっていく」という結果でした。悲しいと思いませんか？　人間の成熟度が否定されているようなものです。

この手の妄信《もうしん》に惑わされて、若くあらねばならないと思っている女性は、これから迎える更年期を許せない・受け入れられない傾向にあります。「年をとった、というレッテルを貼られた……」ととらえてしまうのです。

確かに「更年期」の響きはあまりよくないイメージかもしれません。さまざまな不調が起こるため、忌み嫌う人が多いのも事実です。さらにそのイメージをもっと悪くする、間違った情報もたくさん出回っています。40代からは、さまざまな不調が現れる時期。これを自分の体と健康に向き合うためのチャンスだととらえてください。

2014年のデータでは、日本女性の平均寿命は86・83歳。これ、実は世界で3年連続1位という誇らしいデータです。ところが、この数値には病気などで寝たきりの人や介護が必要で自立した生活を送れない人も含まれています。本当に目指したいのは「健康寿命(介護を必要とせず、自立して生活できる年齢)」世界一ですが、残念ながら日本女性の健康寿命は74・21歳(平成25年「健康日本21」より)。平均寿命と比べると、12歳ほども下なのです。

心身ともに健康で元気に暮らすためには、人生設計や健康プランを見直さなければいけません。その最大のチャンスが40代だと思うようにしてほしいのです。

40代は「人生の折り返し地点」として、改めて自分の健康を考えてみる、いいきっかけになるはずです。「20代にしか見えない!」といわれて喜んでいる場合ではありません。幸福度の高い元気な老年期に向けて、この時期はとても大事な時期なのだと自覚しましょう。

これから迎える、あるいはすでにちらほらと体感している更年期を、どう過ごすのか、何をしたらいいのか、一緒に考えていきましょう。

COLUMN

1

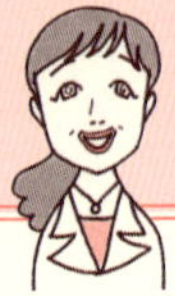

子宮がん検診、日本の低すぎる受診率

大人の女性は、年に1回は「子《し》宮《きゅう》頸《けい》がん検診・子宮体がん検診・乳がん検診」がマストです。会社健診についているなら確実にその機会を逃さないこと。そうでなければ区や市のがん検診を利用し、年1回は必ず受けてほしいと思います。

実は日本のがん検診率は驚くほど低いのが実情。子宮頸がんの検診率でいえば、アメリカは85％、イギリスは68.5％、ニュージーランドも75％。世界の国々が7～8割の受診率を保っている一方、日本はどれくらいだと思いますか？　なんと、たったの37.7％なのです（OECD Health Data 2013)。この差は健康意識の格差であり、予防意識がない証拠です。

40代からは、検診を毎年の習慣にするためにもまずは婦人科医と仲良くなりましょう。

1章
CHAPTER 1

さまざまな不調の原因は「女性ホルモンの低下」

◇◇◇◇

そろそろ意識しはじめる「更年期」。
ここではその基礎知識を解説していきます。
また、ちまたにあふれる誤解や勘違いを徹底検証。
思い込みや刷り込みを払拭して、
正しい知識を身につければ、怖いものではありません。

「更年期」とは閉経前後の10年間

「中年のオバサンはみんな更年期」などと思っている人もいるかもしれません。かなりおおざっぱな話ではありますが、医学的な定義がわかっていないがゆえの勝手な解釈なのでしょうか。実は、これもあながちウソではありません。更年期という時期は約10年間あるのです。

「え？　そんなに長いの?!」と思う人もいるかもしれませんが、閉経を挟んだ10年間というのが、おおまかな定義です。では、閉経とはどういう状態かというと、「1年間、月経がこない」ことです。個人差はありますが、平均すると50～52歳で閉経を迎える人が多いのです。

つまり、50歳で閉経を迎えた人なら、45～55歳の10年間を更年期と呼びます。もちろん、閉経がもう少し早い人もいますから、48歳で閉経を迎えた人は43～53歳の10年間となります。

婦人科にはときどき20代の女性が「私、なんか、更年期みたいなんです！」と受診しに来ることがあります。その逆で、70代の女性が「どうやら更年期がきたみたいなのです」と症状を訴えてくることもあります。閉経が20代や70代ということはありえませんから、彼女たちは更年期ではありません。別の原因があって、更年期のような症状が出ている、という話です。

更年期を判断するベースとなっているのは、女性ホルモン（エストロゲン）の分泌量です（26ページ上図参照）。このグラフは、教科書や女性誌、病院のパンフレットなどで目にしたことがある人も多いでしょう。これは女性が一生で分泌する女性ホルモン量を表したものです。

10代の思春期に分泌がはじまり、月経を迎えてどんどん分泌量が増えていきます。高校生くらいになるとほぼ安定し、性成熟期に入ります。つまり分泌がもっとも活発な時期は20〜30代前半です。卵巣機能もこのあたりでピークを迎えます。

実は、女性ホルモン分泌量は35歳から低下していきます。「40代からかと思ってい

女性ホルモンの分泌量

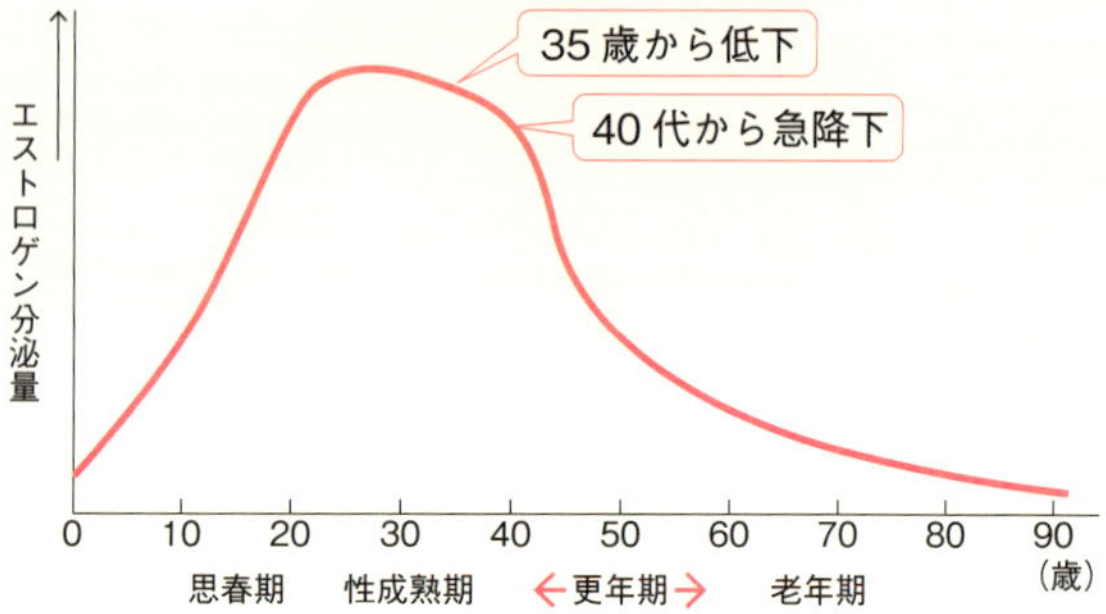

女性ホルモン（エストロゲン）の分泌量は 20 ～ 30 代前半がピーク。35 歳からゆるやかに低下し、40 代からは急激に減っていく。閉経前後の更年期にはかなり少ない状態に。

た」という人も非常に多いのですが、35歳を境にゆっくりと分泌量は低下し、卵巣機能も低下していきます。一時期「卵子老化」が話題になりましたが、35歳から妊娠しづらくなるのも、この女性ホルモン低下に基づく事実です。

そして、40代に入ると分泌量は一気に落ちます。グラフで見てもわかるとおり、この時期の急降下は、更年期の前段階ともいえます。月経周期が乱れはじめ、女性ホルモン低下によるさまざまな症状が起こりはじめます。「不定愁訴《ふていしゅうそ》」という言葉がよく使われていますが、これは「はっきりとした原因はわからないが、さまざまな自覚症状があり、体調不良に悩まされる」という意味です。更年期の症状はまさにこの状態。

いつになるかは個人差がありますが、こうして閉経を迎え、女性ホルモンの分泌量は老年期に向かってさらに減っていき、最終的には分泌がなくなります。

つまり、更年期は閉経前5年＋閉経後5年の約10年間となるわけですが、いつ閉経するかは自分でも、もちろん医師にもわかりませんので、閉経を迎えてはじめて「あぁこの数年は更年期に突入していたのね」といえるのです。

とはいえ、それなりの症状がはじまっている人にとっては、自分が更年期にいるということはある程度わかるはずです。40代に入って、なんとなく不調を感じたら、その可能性を念頭に置いて、婦人科を受診するとよいでしょう。

ここで知っておいてほしいのは、「更年期は意外と長い」「閉経の前後合わせて10年間を更年期と呼ぶ」「女性ホルモンの分泌低下は実は35歳からはじまっている」ということです。女性はホルモンの分泌量や変動によって、かなり気分や体調が左右されます。自分がライフステージのどの段階にいるのか、自覚しておくことも大切です。

40代からの不調は年齢では区切れない

更年期は個人差が大きいと説明しましたが、どんな症状が出てくるのか、ひどくなるのか軽いのか、何歳から何歳までになるのか、本当に十人十色で千差万別です。

Aさんは30代後半から疲れやすい、寝つきが悪いなどの不調がありましたが、「年のせいかな」とやり過ごしていました。40歳を過ぎたあたりからは、月経不順がひどくなったそうです。月経血量も少なくなり、2か月こなかったと思ったら、突然きてしまう。ちょうど仕事の上でもストレスフルな立場にあり、そのせいだと思っていたようです。ところが43歳の頃、半年以上月経がこなくなり、さすがに心配になったAさん。ようやく婦人科を訪れ、血液検査を受けたところ、女性ホルモンの値がほぼ閉経した状態と同じだということがわかったのです。

もちろんストレスが原因というケースもありますが、43歳でほぼ閉経状態となると、医学的には「早発閉経」と呼びます。医学の教科書でいえば、43歳よりも前に閉経状態になることを定義しています。患者さんを診《み》ている限り、43歳は相当早いほうです。45〜47歳でもやや早いかなという印象。平均的な閉経年齢が50〜52歳と考えると、40代前半での閉経は弊害も多く、積極的に治療を勧めるレベルです。あまり早くに閉経してしまうと、骨粗しょう症などが若くして起こるリスクが高くなるのです。

一方、Bさんは58歳。50代前半の頃でも30日周期くらいで月経があり、58歳になった今でも月経がきているといいます。もちろん、かなり不規則で数か月とんでしまうことも多いのですが、閉経はしていません。閉経の定義は1年間月経がないことですから、医学的にもBさんは閉経したとはいえないのです。

さすがに60歳以上で月経がある人はほぼいないといってもいいでしょう。ただし、43歳で閉経状態になる人もいれば、58歳でも月経と付き合っている人もいる。相当個人差があることがわかります。つまり、更年期は年齢で区切ることができないのです。あくまで平均的な閉経をベースにして、だいたいこの年代、ということはできますが、何歳〜何歳ときっちり線引きができないわけです。

医学的な名称は「更年期症候群」

女性誌が、女性の健康に関する情報を積極的に取り上げてくれるところはよいと思います。ただ、その読者層に合わせた情報にするために、さまざまな呼称をつけ、更年期の実態がより曖昧になってしまっているというデメリットもあります。

若い女性向けには「プチ更年期」と取り上げられることがあります。これは厳密にいえば、更年期ではありません。「ストレスや不規則な生活によって、ホルモンバランスを崩し、更年期様の症状が出てしまった」状態をこう呼ぶそうです。

一方、「プレ更年期」は急激な女性ホルモン低下が見られる更年期よりも、少し前の状態をさします。ゆるやかなホルモン低下に伴う症状とともに、ストレスが引き起こす自律神経症状が起きている状態のこと。まさに更年期前の35歳以降の女性に起こるものです。

そもそも更年期の定義は、閉経前後の10年間ですが、医学的に正しい病名をつけるときは「更年期症候群」となりました。以前は「更年期障害」と呼んでいましたが、障害ではないので症候群という呼称に統一されるようになってきたのです。

女性誌や婦人誌でも特集が組まれるようになりましたし、最近はテレビ番組でも更年期や閉経を取り上げるようになっています。実態がよくわかっていないために、不安感や拒否感ばかりが強くなってしまうかもしれませんが、正しい情報を得ることが何よりも大切だと思います。

診察していても、「インターネットではこう書いてありました」と話す人が非常に多いです。もちろん必要な情報を入手するツールとして、ネットは素晴らしいと思いますが、なかには間違った情報を鵜《う》呑《の》みにして、振り回されてしまう人もいます。目の前の専門医よりも、見ず知らずの人の書き込みやクチコミを信じてしまうのは、ある意味危険なことです。もちろん私たち医師にも責任はありますが、正しい情報を読み取る力、リテラシーも必要なのではないかと思うのです。

患者さんからよく質問される更年期に関する誤解や勘違いをまとめてみましょう。

更年期・閉経に関する誤解&勘違い

思い込みというのは怖いものです。友人や知人から聞いた、たったひとつのケースをすべてととらえてしまうのはやめましょう。人それぞれであり、バラエティに富んでいるのが更年期です。ひとりひとりの顔が違うように、体の変化も人それぞれ。まったく同じような状態になることはないと思ってください。

ここではよくある誤解や勘違いを解説していきます。都市伝説のように語り継がれているものもあれば、祖母から母へ、母から娘へ、先輩から後輩へ、と女性同士のネットワークが作り上げてしまったうわさ話のようなものもあります。情報を共有する女性ならではのコミュニケーション力が仇《あだ》となってしまうこともあるのです。

もちろん、そのうわさ話と一致しているケースが存在することもありますが、あくまで一例。「こんな人もいれば、あんな人もいる。でも自分がそうなるとは限らない」

と思うようにしましょう。

初経（初潮）が早かった人は閉経も早い　→×

これはもっとも多い質問で、誤解されているトップ3のひとつといえます。おそらく、「一生における月経期間は決まっている」という思い込みがあるのでしょう。平成の今、平均的な初経年齢は12～13歳です。これは今も昔もそんなに変わっていません。昭和に比べると若干早まっている傾向はあるとしても、大きな差異はないと考えてください。

初経が早いということは、卵巣が活発に働いて、早いうちから女性ホルモンを分泌している証拠です。つまり、卵巣機能が良好なのです。卵巣機能がよい、ということは、逆に遅くまで月経がある可能性も高いのです。

「早くはじまってるから早く終わるんじゃないの？」と思いがちですが、これはまったく逆。小学校高学年から中学生ぐらいが平均初経ですが、高校生になってやっと初経を迎えたという人は、卵巣機能がもともと弱いと考えられます。つまり、女性ホルモンを分泌する力がもともと弱いわけです。

ただし、後天的な要因（生活習慣など）もありますので、初経が早くて閉経も早かったという人もいます。

母親の更年期症状が重かった場合、娘も同じように重くなる　↓　×

これもよくある誤解です。重い更年期症状に悩まされていた母親の姿を見て、自分もそうなると思い込む人が多いようです。大量の汗をかいて、体調不良で苦しんでいる母親の姿がトラウマのように脳裏に焼きつき、娘の自分も同様になるのだ……と思ってしまうのでしょう。症状の重い・軽いは、遺伝するものではないので、まったく関係ありません。

ただし、卵巣機能には遺伝性があります。母親の卵巣機能と娘の卵巣機能は、似る傾向があるのです。女性ホルモンに関連する病気、たとえば乳がんや卵巣がんなどは、母親がかかったことがある場合、娘がかかるリスクも高くなります。

ほかに、何が似てくるかというと、閉経時期です。母親の閉経が遅かった場合、娘の閉経も遅くなる傾向があるのです。症状ではなく、時期が似てくるといわれています。これは母娘だけでなく姉妹も同じで、閉経が遅い家系の女性はみな遅めになります。

症状の差は、どういう生活をしているか、またどんな性格であるかによって変わってくるものです。遺伝性があるのはタイミングで、具体的な症状ではありません。

出産経験のない人は更年期症状が重くなる　↓　×

出産経験の有無は、更年期の症状の度合いとまったく関係ありません。なぜこの手の話がまことしやかにささやかれるようになったのか、ちょっと考えてみましょう。

そもそも昔は、ひとりの女性が10人以上子供を産むのが当たり前でした。妊娠中と授乳のはじめのうちは排卵と月経がなくなりますから、子供をたくさん産めば産むほど、卵巣への負担が少ないというわけです。あまり知られていないかもしれませんが、毎月の排卵で卵巣は酷使されている状態なのです。

ところが、最近は出産を経験しない女性も増えています。毎月、排卵と月経を繰り返すわけですから、卵巣にはかなり負担がかかっているといえるでしょう。

たとえば、12歳で初経を迎え、50歳で閉経する女性の例を考えてみましょう。単純な計算で、1年に13回排卵と月経があるとします。約38年間ですから、13×38＝494回。一生のうちに排卵と月経を約500回も経験します。

これに対して、昔の女性が10人産んでいたケースを考えてみましょう。1回の妊娠・出産で1年半～2年、排卵と月経が止まります。約20年は排卵と月経がなくなると考えてください。つまり、13×18＝234回。現代女性の約半分です。しかも、現代とは栄養事情も異なり、寿命も短かったため、排卵と月経の回数はさらに少なかったといえるでしょう。

それくらい、現代女性は卵巣を酷使しているともいえますが、ひとりふたりの出産では、閉経を迎える時期にそう大きな差異はないと考えられます。理屈では「たくさん子供を産んだ人は、閉経が遅くなる」と思うのですが、実際にそういう話は聞いたことがありません。そもそも10人以上子供を産む人は、現代において非常にまれです。

さらに、症状の重さもほとんど関係ないといえます。「私は独身だし、出産もしていないから、症状は重くなるに違いない」なんて思い込みはやめましょう。出産を経験した人も経験していない人も、ほぼ共通して更年期は訪れるものですし、女性ホルモンの低下は万人に共通です。

それによって症状の差が出るというものではありません。もともとの先天的な卵巣機能の要素と、後天的にどういう生活をしていたのか、が影響すると知っておいてください。

無理なダイエットを繰り返していると、更年期が早まる　↓　○

今いちばん問題なのは、思春期のダイエット。日本はいつから「やせているほうがいい」という価値観になったのでしょうか。モデルなどやせた女性を美化するメディアにも問題があると思うのですが、この風潮が小中学生をダイエットに駆り立てているのです。

全国的に増えているのが「食べないダイエット」で、もっとも栄養を必要とする成長期・思春期にこれを繰り返して、ホルモンバランスを崩す女子が増えています。その結果、月経が止まってしまうことがあり、そのまま数年放置すれば、いろいろなところに影響を及ぼします。将来、不妊症になりやすくなったり、更年期が早まるというデメリットもあるのです。特に、もともとやせている子の「やせ願望」が強い傾向が顕著《けんちょ》です。

逆に、健康のために本当にダイエットが必要な、肥満の人はあまり気にしない傾向があるようです。欧米型の肥満体型のような太りすぎでも月経が止まるので、もちろん健康にはよくありません。ただ、今の日本で問題になっているのは、思春期女子の異常なやせ願望。女性の人生は想像以上に長く、健康が第一であるにもかかわらず、その土台を壊すようなことをしてしまうわけです。

フランスの議会では、やせすぎのモデルを使うことを禁止する法案が審議されました。ＢＭＩ（体格指数）が一定基準を下回っていないことを証明する医師の診断書の提出を義務付けし、違反があった場合は、そのモデル事務所に実刑もしくは罰金を科すというもの。フランスだけでなく、スペインやイタリアなどヨーロッパの国々でこうした法律が成立しています。その意味でも、日本は遅れているといわざるを得ません。女性の健康を軽視している、それが日本の現状なのです。

月経痛が重いと、更年期症状も重くなる　↓　×

これもまったく関係がありません。月経痛と更年期症状には相関関係がないのです。月経痛が重い場合、ほかの病気が隠れているケースが多いものです。もっとも多いのは「子宮内膜症」です。これは、子宮内膜に似た組織が卵巣や腹膜など、子宮内膜以外の場所で増殖してしまう病気です。

本来は月経のとき、子宮の中で子宮内膜がはがれて出血しますが、子宮内膜症はおなかの中で子宮内膜に似た組織が同じように出血を起こすのです。激しい月経痛が特徴で、そのほかにも性交痛や排便痛が起こることもあります。

子宮内膜症は不妊症の原因にもなりますので、決して月経痛を軽視しないことです。また、手術をすれば完治するという性質の病気ではなく、閉経までずっと付き合わなければいけない、継続した治療が必要な病気なのです。

毎月の月経で鎮痛剤を手放せないという人は、子宮内膜症の可能性もありますので、婦人科を受診してください。

月経痛と更年期の関係でひとつだけいえるのは、「月経痛がひどかった人は閉経を迎えるとラクになる」ことです。

特に子宮内膜症などの病気はないものの、月経困難症や月経過多で貧血の治療を受けてきたような人は、毎月の苦しみからの「解放感」を味わえるかもしれません。毎月大量の出血で夜用ナプキンが手放せなかった人、貧血がひどくて毎月フラフラになっていた人、痛みがひどくてつらかった人にとっては、かなりラクになることでしょう。実際に「更年期を迎えて、ものすごく快適です！」と喜ぶ人もいます。

ただし、更年期にはほかの症状も起こります。月経が軽くなって回数が減っていくだけでなく、ほかのトラブルが多発しやすい時期なのです。「月経のわずらわしさから解放されて快適！」だけではすまないケースも多いと肝に銘じておきましょう。

バリバリ働いている人は更年期症状が重くなる　↓　×

仕事をしている人と専業主婦をやたらと比べたがるのはメディアの悪いクセです。

症状に関しては、働いていようがいまいが、その度合いにはまったく関係ありません。バリバリ働いている女性で症状が重い人もいれば、ほてりと発汗程度ですんでしまう人もいます。もちろん、専業主婦でもまったく自覚がない人もいれば、数年間家に引きこもってしまうほど重くてつらい人もいるのです。

ちなみに、つわりに関しては働いている人のほうが軽い、という印象があります。外に出て働くという緊張感や気分転換が、つわりを軽く（実際には吐きながら仕事をしている状況なのですが）してくれるのかもしれません。

専業主婦でずっと家にひとりきりで、夫の帰りを待つだけの生活だと、不安や不満も募って、つわりがひどくなるようです。妊娠して体調もすぐれないため、外出するのもままならず、さらに夫の帰りも遅くなると、「私はこんなつらい思いをしているのに！」といいたくもなりますよね。

更年期に関しては本当に人それぞれですが、働いている人にも専業主婦にも共通していえることは「ライフイベントが重なる時期」だということです。特に、40代後半～50代前半というのは、実にいろいろなことが降りかかってくる時期です。

働いている人の場合、この年代は責任のある立場に立たされることが多くなります。若い部下をまとめなければいけない、上司にも気を遣わなければいけないなど、上からも下からもプレッシャーがかかってきます。自分の仕事だけをまっとうしていればいいという人は少ないものです。仕事量もストレスも非常に増える時期で、さらに更年期となると、体調不良が次々と襲いかかってくるのです。

また、この年代は「親の介護」という問題も浮上してきます。70～80代の親が健康で病気知らずというのはまれなこと。何かしらの健康不安を抱えはじめたり、なかには認知症などで大きな負担を抱える人も出はじめます。親の介護問題は、結婚していようがいまいが関係ありません。介護を誰ができるのか、そこにかける時間とお金をどうするか、ヘルパーや施設とどう付き合うか、など問題は山積みです。

さらに、子供がいる人の場合を考えてみましょう。この年代でもっとも多い組み合わせは、「子供が思春期、自分は更年期」です。ただでさえほてりやのぼせ、発汗で自分自身がつらいのに、反抗期の子供たちに手を焼くことになるわけです。ちょうど子供の受験・進学が重なる人も多いでしょう。

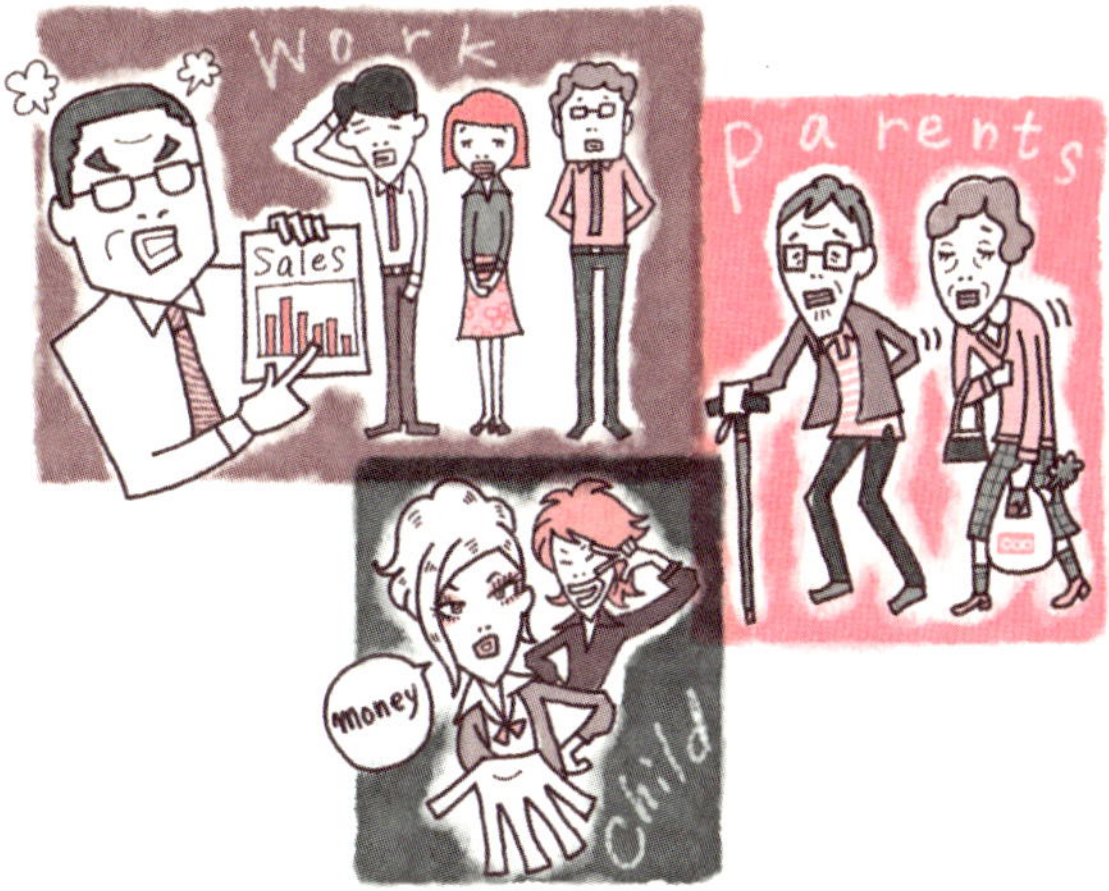

夫の離職や転職、出向や左遷《させん》などもこの時期に起こりうるイベントです。リストラされて路頭に迷うケースもありますし、近年増加している熟年離婚も、この年代ならではの大きな出来事だといえます。

部下、上司、家族、子供、親、夫……働いている女性、専業主婦ともに自分をとりまく人間関係が大きな変動を迎えることが多い時期、それが女性の40代なのです。

高齢出産だと更年期症状は重くなる　↓　△

かつて、35歳以上の出産（初産）は高齢出産とされて、「マルコウ」と呼ばれていました。医師がひと目でわかるよう、カルテに㊅と書かれることからそう呼ばれていたようです。今は35歳以上の初産も非常に増え、40代で出産する人も多くなりました。特に東京や大都市では高齢出産も多いようです。

たとえば40歳で出産した場合を考えてみましょう。早い人は、子供が保育園や幼稚園のときに、更年期の症状がはじまります。子供が幼い時期はお母さんも大忙しです。子供が使うバッグやスモックは「お母様の手作りで」などと強いられ、お裁縫が苦手な人は追い詰められてしまいます。あれもこれも母親がしてあげなくちゃいけない、そんなプレッシャーがかかるだけでなく、女性ホルモンの低下による体調不良が重なったとしたら……ただでさえつらいのに、余計重く感じてしまうかもしれません。

もちろん若くして、20代で産んでいたとしても、子供の就職や結婚などのイベントと重なるわけですから、一概に高齢出産の人のほうが症状が重くなるとはいいきれません。ただ、日本は「母親が手抜きできない、頑張らなきゃいけない」風潮が蔓延《まんえん》していますから、頑張りすぎて抱え込んでしまうお母さんも多いのです。そういうことが遠因となって、更年期の症状が重くなるケースは多々あると思います。

結婚していないと更年期がツラくなる　↓　×

結婚はまったく関係ありません。むしろ生き方の問題です。日本では、どうしても「結婚＝ゴール」という発想になってしまうようですが、独身女性はさびしい、結婚していれば幸せになれる、なんて、いつの時代の話でしょうか。

結婚はあくまでスタート地点で、夫婦ふたりの関係をどう作っていくか、そのプロセスを大切にしなければいけないものです。ところが、結婚すれば一丁あがり、といわんばかりに、その後の関係性を考えようともしない人が多いようです。

独身でも楽しくて幸せな人生を謳歌《おうか》していて、自分の更年期ともうまく付き合っている人はたくさんいます。逆に、結婚していても夫や家族との関係性がこじれていて、さらに更年期症状が追い打ちをかけ、身も心もボロボロになっている人もいます。

若作りの美魔女は更年期と無縁に　↓　×

40～50代でも若く見えることにこだわる。それはそれで向上心のある女性たちだと感心しますが、若作りしたからといって更年期がこないわけではありません。女性ホルモンの低下は誰にでも訪れます。たとえ見た目が30代だとしても、卵巣機能は実年齢と同じです。確実に衰《おとろ》えているわけですし、外見に関係なく、誰にでも平等に訪れるものなのです。

むしろ外見の若さにこだわりすぎて、自分の年齢を受け入れられないと、更年期症状が余計にキツく感じられるかもしれません。「若くあらねば」と頑張れば頑張るほど、抗《あらが》えば抗うほど、精神的な負担は大きくなる傾向があります。

必死に見た目のアンチエイジングに邁進《まいしん》する人たちは、更年期、特に閉経を怖がって拒むようです。でも月経がなくても、女であることに変わりはありません。「女は灰になるまで女」とはよくいったもので、閉経してもその後数十年、ずっと女をやっていくわけですから、死ぬまで女なのです。

今でも「閉経で女が終わる」と思っている女性がとても多いことに驚きます。男性が女性を揶揄《やゆ》して使う言葉かと思っていましたが、最近は女性たち自身がそういう意識を持っているようです。そこがまず大きな間違いです。

もちろん若作りのすべてを否定するわけではありません。バランスよい食事を心がけ、適度な運動を生活に取り入れて、しっかり睡眠をとる。若さと元気を保つためにこの基本的な三本柱を実行している人は、おそらく更年期とうまく付き合っていけると思います。土台が健康であれば、更年期症状もさほどひどくはならないでしょう。

ただ、シミやシワをなくすことに躍起《やっき》になり、婦人科ではなく、美容皮膚科や形成外科に通いつめるというのは、本末転倒な気もします。

日本人女性は更年期症状が重い傾向がある　↓　×

女性ホルモンの低下は万国共通ですから、国籍や人種は関係ありません。ただし、文化的な背景を考えると、あながち間違っていないのかもしれません。若くなければいけない、細くなければいけないという価値観に踊らされ、年齢を重ねることを成熟ととらえられないのは、更年期の過ごし方に影響を及ぼす可能性も。とはいえ、医学的なデータやエビデンスがあるわけではないので、一概にはいえません。

セックスをしていれば症状が軽くなる　↓　×

これもまったく関係ありません。この手の話がまことしやかに語られるということは、やはり女性ホルモン自体をよくわかっていない証拠だということです。

恋をすると、セックスをすると、女性ホルモンが増えるというのは完全に都市伝説です。もちろん幸せな恋愛で気分が高揚し、脳内物質のアドレナリンが増えることは否定しません。でも、これによって女性ホルモン値が必ず上がるとは限りませんし、むしろメインなのは自律神経の交感神経です。鼓動が早くなって胸がドキドキしたり、瞳がキラキラと輝くのは、ある種の「戦闘モード」です。女性ホルモンはそんなことくらいでは増えたりしません。セックスをしているからといって、女性ホルモンが出たり、症状が軽減するようなことはないのです。

もちろん、過去の恋人の数やセックスの経験人数も一切関係ありません。メディアが持っていきたい方向に、無意識に流されているのだと知っておきましょう。

Hビデオを観ていれば女性ホルモン値は上がる　→ ×

ある女優さんがテレビで体験談を話されていました。更年期がきたとき、自分でどうにかしようと考えたそうです。女性ホルモン値を上げようとあれこれ考えた末に、Hビデオを頑張ってたくさん観ることにしたのだそうです。

その結果、女性ホルモンが分泌され、汗をかかなくなった……なんてことは起こらず。「いろいろ頑張ってはみたけれど、汗は止まらず、ダメでした」とのこと。その方の話も発想も面白かったのですが、根本的解決にはならないとわかっただけでした。

真面目な人、完璧主義の人は症状が重くなる　→ ○

日本女性は概して真面目で我慢強いです。月経痛も我慢に我慢を重ねて、という人が多く、逆にその我慢強さが仇となっているケースもよく見られます。

「月経痛は病気じゃないから我慢しなさい」「お産は痛いのが当たり前」などといわれる親子代々の悪しき伝承というのもあるかもしれません。おばあさんの時代、お母さんの時代とは生き方も健康意識も医療もかなり変わってきているのに、我慢だけを強いる伝承を真面目に守り続ける女性が多いのも確かです。

また、「女性はこうあらねばならない」と思い込んでいる完璧主義の人も多いです。こうした心のクセが更年期症状を悪化させているケースは、日々の診察でも頻繁に遭遇します。性格や考え方、心のクセは症状を重くしてしまう要因のひとつなのです。

夫と不仲、家庭がうまくいっていない人は重くなる　→　○

そもそも、多くの男性は女性の体に対して理解がありません。「体調不良であれば病気、病気でなければ大丈夫」「たかが更年期だろう」という程度の理解なのです。もちろん男性にも更年期はありますが、女性ほど急激な変化はないために、理解してもらえないことが多いのです。

また、もともと夫とうまくいっていない、会話やコミュニケーションがない、家庭内別居のような状態に陥っている人は、症状が重くなる傾向があります。

更年期外来では基本的に家族構成から家庭内事情まで、いろいろ話を聞くことから

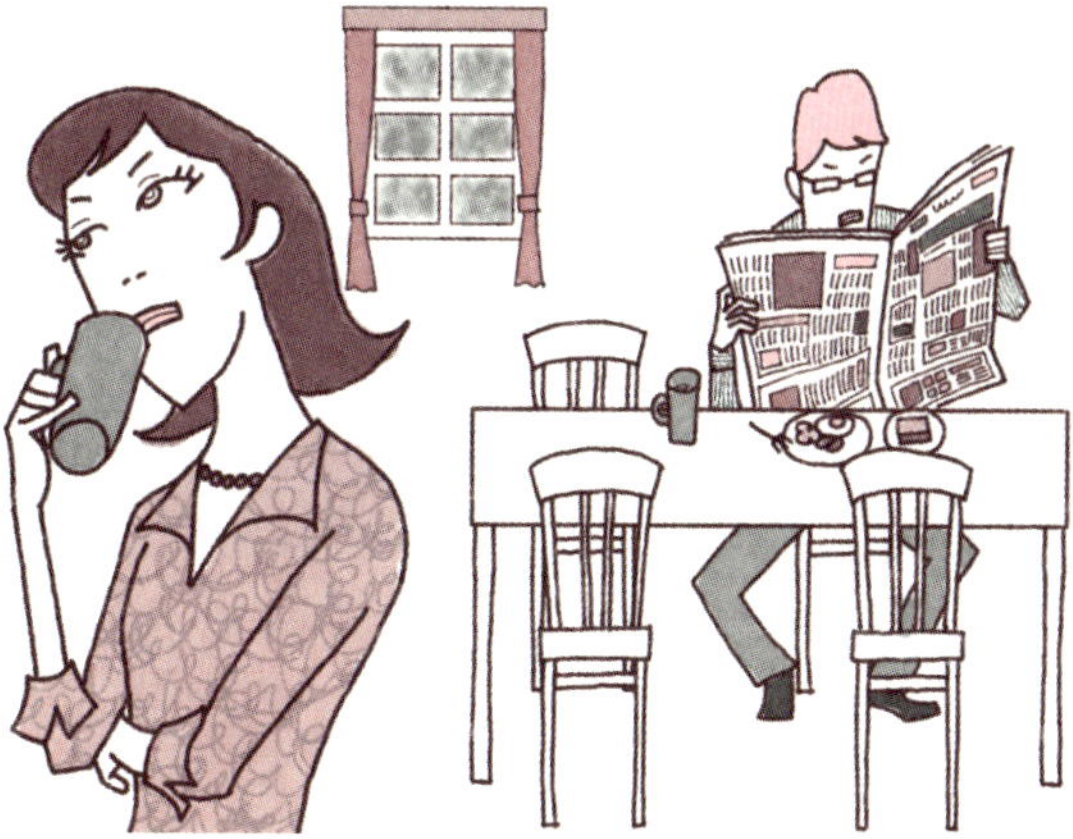

はじまりますが、夫への不満や怒りをためこんでいる女性が非常に多いのです。「夫が嫌で嫌で仕方がないけれど、子供のことを考えると離婚できない」なんて女性が多く、症状の悪化に拍車をかけているような気がしてなりません。

生活が不規則だと、更年期症状は重くなる　↓　○

健康の基本はいうまでもなく「規則正しい生活」です。特に、女性ホルモンは不規則な生活やストレスの影響を受けやすく、更年期症状の程度とも関連してきます。

夜更かしで睡眠不足が続いたり、食べないダイエットを繰り返して、月経が止まった経験がある人は、より実感できると思います。女性ホルモンは健康な体でなければ、分泌が乱れたり止まったりするもの。更年期が早くきたり、症状が重くなる可能性は大です。

喫煙していると更年期が早くくる　↓　○

タバコの化学物質が女性ホルモンをアタックすることは間違いありません。健康を害するだけでなく、閉経を早めたり、がんのリスクも高めます。百害あって一利ナシ。喫煙している人は、禁煙を真剣に考えましょう。今は医療機関で禁煙薬も処方しています。自分ひとりで禁煙する自信がない人は、医師に相談してみてください。

2章
CHAPTER 2

あなたの月経、どんな状態？
―― 40代からの月経の変化を知る

◇◇◇◇

40代の体の変化でもっともわかりやすいのは、月経です。
そういえばリズムが乱れてきた、
出血量も日数も減ってきたなどの月経の変化は、
女性ホルモン低下のサインです。

いちばんわかりやすいのは月経の変化

40代に入って、いちばんわかりやすい体の変化は「月経の変化」です。不調ではないものの、なんとなく出血量が減ってきた、周期が乱れてきたなど、若い頃とは違ってきたことを実感しやすいものです。これが女性ホルモン低下のサインであり、閉経に向かう更年期への入口でもあります。

不規則になっていく

もともと月経周期が規則的だった人でも、35歳を境に女性ホルモンが低下しはじめて、周期が早まってきます。28日周期だった人は25日周期へ、微妙な前倒しがはじまるのですが、そこまでの大きな変動ではないため、わかりにくいかもしれません。「あ、今回はちょっと早くきたかな」と思う程度でしょう。

40代に入り、さらに女性ホルモンが大幅に低下してくると、早まる・量が減るだけでなく、ポンと周期がとんだり、間が空くようになります。つまり、不規則になってくるのです。先月から月経がきていない……と思っていたら、急にはじまることもあり、不意打ちで下着を汚してしまうことも多くなります。

40代後半になると、さらに周期がガタガタと乱れていきます。たとえば、半年間一切こなかったのに、突然はじまったと思ったら、短期間で終わる。そして間を置かず、1週間後にまた月経がはじまるなど、きたりこなかったりがはなはだしくなります。周期が乱れるというよりも、ほぼ不規則で予測不能になるのです。

「規則正しく28日周期できていたものが、52歳でパタッと止まって閉経」などというパターンは、ほとんどないといっていいでしょう。たいていの女性が徐々に不規則になっていき、不意の出血に驚いたり戸惑ったりしながら、閉経へ向かっていきます。パタッと止まって終わるなら、それはそれでラクなのですが、実際にはそう単純にはいかないのです。

出血量が減る、あるいは出血期間が短くなる

また、出血量も徐々に減っていきます。すでに40代に突入している人は、実感しているかもしれません。「そういえば、経血量が減ってきて、ラクになったかも」「夜用ナプキンを以前ほど使わなくてもすむようになった」と感じている人も多いでしょう。

若い頃は1週間出血が続いていたのに、40代になると4～5日間で終わってしまうなど、期間も短くなっていきます。30代までは1日目2日目の出血量が異常に多くて、その後は少なくなるのがパターンだった人は、1日目だけ大量に出血して、次の日からはほとんど出血しなくなるなど、出血パターンも変わっていくのです。

だらだらはじまり・だらだら終わり

40代の人はもうすでに経験しているかもしれませんが、若い頃と比べると、出血に勢いがなくなります。若いときは大量の真っ赤な経血がどっと出て、すぐに月経だと気づいたはずです。ところが、更年期に入ると、だらだらとしたはじまりになります。

茶色いおりものがなんとなく出てきて、「あれ？　きたかな？」と思っていても、1～2日はそのままで、わかりやすい出血がない。そして3日後にどっと出血したりします。スッキリとはじまらず、だらだらしたスタートになります。

さらに、終わりもだらだらと引き際が悪くなります。「もう終わったかな」と思って、普通の下着を身につけていたら、突然出血してしまうことも多いようです。もちろん個人差はありますが、月経の変化で圧倒的に多いのは、この3つのパターンです。まれに、「1～2か月、出血が止まらない」という人もいます。

1年間、完全になくなれば「閉経」だけれど……

規則正しい月経周期だった人は、2～3か月こないと不安になるものです。40代でも妊娠の可能性はゼロではありませんから、婦人科に相談することをお勧めします。なかには、「もう半年きていないから、閉経したみたいです！」という人もいますが、医学的な定義としては「1年間」ですから、まだ閉経ではありません。

では、1年1か月後に月経がきた場合は、閉経ではないととらえるかどうか。実は、そういうケースも意外とあります。「ほぼ1年間なければ」閉経としているのですが、人間の体ですから、きっちり線引きできるものではありません。1年1か月後にきたとしても、元のように月経が復活するということはごくまれです。

閉経後数年たってから、月経が復活することはほぼない

ときどき聞くのは、「閉経後の女性が韓流スターにハマって、ライブへ行ったら月経が復活した！」という話です。かっこいいイケメンスターに恋をしたら、女性ホルモンの分泌が促されて、月経が復活した、といいたいのかもしれません。

個人差もあり、断定はできませんが、この女性はまだ閉経していなかった、あるいは閉経間際の、やや未確定な状態だったのではないかと思うのです。正しくは、閉経間際でほぼ月経がきていなかった時期に、大好きなスターの姿を見る機会があり、たまたまそのときに月経がきた、というだけなのではないでしょうか。

というのも、閉経して3年4年たってから、月経が復活することはほぼないからです。もし、閉経後数年たってからの出血だったとすれば、それは月経ではなく不正出

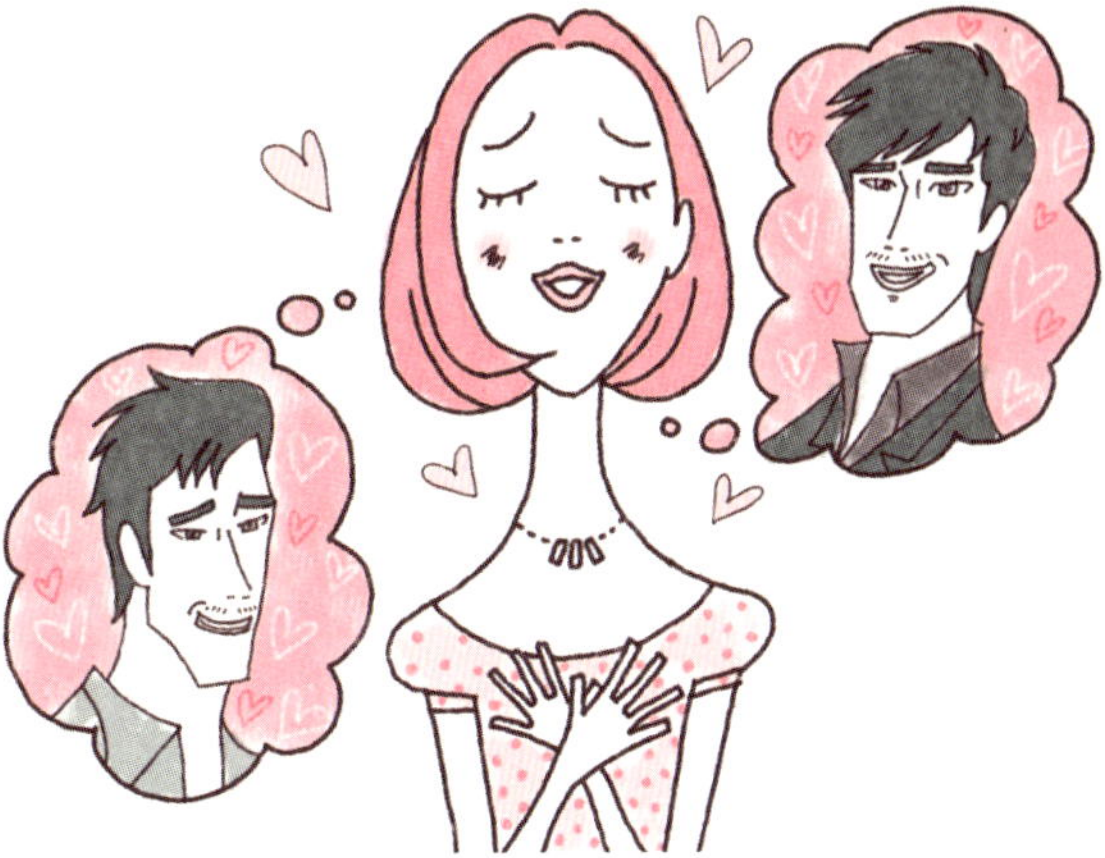

血です。婦人科医としては、そちらのほうが心配です。
　ほぼ40年近く付き合ってきた月経が終《しゅう》焉《えん》を迎えるときの感覚や考え方は人それぞれです。「これでやっとラクになる」と思う人も「女でなくなる」と思う人もいます。「避妊しなくてすむから快適」と思う人も「なんだかさびしい」と思う人もいます。
　いずれにせよ、女であることに変わりはありません。むしろ閉経後の人生をどう過ごしたいのか、ターニングポイントとして見つめ直してみましょう。

月経の変化の問題点①
「不正出血」との違い

月経周期が順調だった人は、閉経前の不意打ちの月経にかなり驚くかもしれません。また、月経とは違う出血、つまり「不正出血」ではないかと不安になる人もいるでしょう。もともと不正出血は、誰にでも起こるもので、少量の不正出血は一時的な体調不良で起こることもあります。月経と月経の間、つまり排卵期に出血が起こる「中間期出血」というのもあれば、ホルモンバランスの乱れから起こる不正出血もあります。これらは「機能性出血」であり、あまり心配いらないものが多いのです。

もうひとつ、「器質性出血」というのもあります。子宮の入口付近にできた子宮頸管《しきゅうけいかん》ポリープや子宮膣部びらんから出血するケースです。いずれにせよ少量で一時的なものであれば、そんなに神経質になる必要はありません。ただし、貧血になるほどの出血や長引く出血がある場合は、一度婦人科で診《み》てもらいましょう。

ちょっと怖い例をあげておくとすれば、「更年期に入り、月経だか不正出血だかよくわからなかったので放置していたら、実は子宮体がんだった」というケースです。子宮体がん（子宮本体にできるがん）はわりと初期症状として、不正出血が起こります。子宮頸がん（子宮の入口付近にできるがん）で不正出血が起こるのは、かなり進行してからですが、いずれにせよ子宮がんの特徴的な症状といえます。

更年期特有の月経不順なのか、心配のない不正出血なのか、病気が原因の不正出血なのか。これは残念ながら、見た目で判断することはできません。そのためにも、女性は1年に1回、子宮がん検診を受けてほしいのです。

また、更年期に入ると、女性ホルモンが低下して、膣の中や外陰部が乾燥しがちになります。女性ホルモンのエストロゲンは、これらの粘膜をうるおわせて守る働きがありますが、分泌量が減ることで外陰部や膣内の粘膜が乾燥したり、傷つきやすくなってしまいます。性交後に出血したり、おりものが増えることがあるのです。

40代に入って、月経に変化が現れたり、不正出血かどうかわからず心配なことがあれば、まず婦人科へ行きましょう。

月経の変化の問題点②
不規則ゆえの弊害

月経が不規則になってくると、いろいろ予定を立てにくくなります。不意に月経がはじまる可能性を考えると、ナプキンが手放せなくなってしまいます。常にナプキンをつけておかないと不安で、そのせいで外陰部がかぶれてしまう人も多いのです。

更年期を意識しはじめる40代からは、ナプキンやおりものシートではなく、布ナプキンを使うといいかもしれません。いつはじまるかわからず、いつ終わるかもわからない状態で、ずっとあてていることになるのですから、通気性がよくムレにくい布製のナプキンが理想的です。

ナプキンやシートかぶれが増えている

実は今、婦人科を受診する女性の多くは、ナプキンやおりものシートによるかぶれやかゆみを訴えてきます。月経時にはナプキンをつけ、そうでないときでも常におりものシートをつけたままで長時間過ごす女性も多いようです。

こまめに替えていれば清潔を保てるかもしれませんが、多くの人は長時間つけっぱなしです。コットン製であってもショーツにつける部分にはナイロンやビニールを使ってあり、綿のショーツのみに比べればムレやすくなります。これでは雑菌が増えやすい環境を自ら作っているようなもの。そのせいか、細菌性腟炎も増えています。話を聞くと、8割以上の人が「洗い方を間違っている」のです。40代に限らず、若い女性も同様で、いかに外陰部が過酷な状況になっているかを表しているともいえます。

洗浄便座の使いすぎに注意

清潔志向が間違った方向へいってしまっているのが、洗浄便座の使いすぎです。大便のあとだけなど、1日1～2回適宜使うのであれば問題ないのですが、大半の人はトイレにいくたびに使っているようです。要は頻繁に洗いすぎてしまうのです。

また、「高温のお湯で洗いすぎ」「冷水で勢いよく洗いすぎ」も考えられます。外陰部がかゆいから強烈な刺激を求めて、使いすぎてしまう人もいるかもしれません。外陰部の粘膜は体の中でも薄く、非常にデリケートな部位です。刺激が強すぎると、逆に乾燥や肌荒れを起こしたり、かゆみの原因となってしまいます。

石鹸やボディソープで洗っていませんか?

また、多くの人が外陰部を石鹸やボディソープで洗っている傾向もあります。体の垢《あか》や汚れは脂とたんぱく質なので、それを落とす洗浄剤はたいていがアルカリ性です。ところが、膣の周りは酸性に保たれています。pH値でいえば、3・8〜4・5。実はこの酸性のおかげで、雑菌から膣を守ることができているのです。

そこをアルカリ性の石鹸やボディソープで洗ってしまうと、酸性が保てなくなってしまい、逆に雑菌を増やしてしまうことに。ニオイや汚れを気にして、清潔にしようと洗いすぎた結果、細菌性膣炎やカンジダ膣炎を発症してしまうのです。

また、石鹸やボディソープで洗ったために、外陰部が乾燥し、カサカサに粉をふいたような状態になってしまう人もいます。油分を必要以上に落としてしまうせいで、皮膚がガビガビになり、黒ずんでしまうケースもあります。パッと見た感じが象の皮膚のような状態になってから、婦人科へ来る人もいます。

ここ数年で、デリケートゾーン専用のソープが売られるようになりました。デリケートゾーン専用とうたうのは、膣周りの酸性を保てるよう、pH値を低くしたり、低刺激成分を使っている製品です。顔はデリケートだからと、洗顔専用のフォームやソープを使いますよね。外陰部も同じこと。外陰部の粘膜は、顔の皮膚以上にデリケートだと知っておいてください。

特に40代からは、尿漏れの心配なども出てきます。そうなると、ナプキンや尿漏れパッド、おりものシートなどをつけている時間も増えてきます。どうしてもこれらの製品を使わないと不安な人は、「少なくとも1時間に1回は交換」するよう心がけてください。

外陰部の健康も視野に入れて、女性向けに考えられた製品を使うようにするとよいでしょう。もちろん基本は「外陰部はぬるま湯で洗う」だけでも十分ですが、洗浄剤を使ってスッキリしたいというのであれば、せめてpH値の低いものを使いましょう。

40代の月経不順、こんなことにも要注意

月経不順になってきたら、更年期のサインととらえてもよいのですが、実は月経不順を引き起こすほかの病気や背景もあるので注意しなければいけません。なんでもかんでも更年期と勘違いすると、治療が必要な病気を見逃してしまう危険性もあります。

①高プロラクチン血症

プロラクチンというホルモンがあります。これは通常は授乳時に分泌されるもので、おっぱいを出すためのホルモンです。授乳中にたくさん分泌されるため、この期間は月経不順になるのが普通です。ところが、授乳中でもないのにプロラクチンが分泌されている場合は、「高プロラクチン血症」というケースもあります。これは血液検査で調べることができます。さらに、高プロラクチン血症の場合、脳に腫瘍《しゅよう》ができている可能性もあります。つまり、月経不順の背景には、まれに脳腫瘍が隠れている

場合もあるので、軽視せずに婦人科で検査を受けてほしいのです。

②向精神薬

精神科や心療内科でもらう向精神薬の中には、副作用として高プロラクチン血症になりやすいものがあります。そのせいで月経不順や無月経が起こる場合もあります。

精神科や心療内科の医師の中には、女性ホルモンの働きをあまり考えていない人もいます。女性はそもそも月経前にはメンタルの不調があること、更年期の女性は女性ホルモン由来の不調があることなどをあまり考慮せず、同じ病名であれば、男性にも女性にも、若い女性にも更年期の女性にもおばあちゃんにも、同じ薬を処方してしまうのです。以前、心療内科に通っている女性が「月経が不順になって、おっぱいが出てきた」とあわてて婦人科へ駆け込んできたことがありました。話を聞いてみると、向精神薬の副作用が原因だったのです。

③甲状腺の病気

甲状腺は首の前側で、のどぼとけの下あたりにあります。新陳代謝を活発にする甲状腺ホルモンを分泌する器官ですが、甲状腺の病気は女性に多いといわれています。

甲状腺ホルモンが過剰に作られる「バセドウ病」、甲状腺に慢性的な炎症が起こり、甲状腺ホルモンが不足する「橋本病」などがあります。このふたつは月経異常や月経不順を起こすこともあり、メンタルへの影響も大きい病気です。20〜40代に多いのですが、40代であれば更年期と勘違いする可能性も。月経異常や月経不順のほかにも「疲れやすい」「発汗」などの症状があり、更年期症状と似ているためです。

通常、婦人科では女性ホルモンと甲状腺ホルモンを検査するところが多く、甲状腺の病気なのか、更年期なのか、きちんと診断します。

④ストレス過多で月経が乱れることも

40代ともなれば、あまり無理なダイエットはしないと思うのですが、仕事や家庭のことでストレスフルな生活になるのは間違いありません。女性ホルモンの値は年齢相応で、まだ閉経は遠い人でも、月経不順になることはいくらでもあります。

ストレスを生むのは、必ずしも悪いことだけではありません。昇進や転職、引越しや結婚など、一見よいことに思える出来事であっても実は大きなストレッサーになる可能性はあります。環境の変化もストレスになると覚えておきましょう。

月経以外のサイン
「基礎体温」で知る女性ホルモン

基礎体温をつけたことがないという人も多いでしょう。多くの人は「基礎体温は子供が欲しい人がつけるもの」と思っているかもしれません。

でも、基礎体温は自分の女性ホルモンの状態を知ることができる唯一のセルフチェックです。できれば若いうちに、たとえば高校生の夏休みの宿題として、基礎体温をつけることをお勧めしたいくらいです。基礎体温でわかる情報は、実は豊富です。排卵しているかどうか、月経が正常か、だけではないのです。

40代にもっとも有益なのは、「基線が下がる」のがわかること。排卵前と排卵後で低温相と高温相がありますが、この基本線の平均が下がる、つまり体温が全体的に下がってくるのです（71ページグラフ参照）。若い頃からつけている人は一目瞭然ですし、2～3年つけていても徐々に下がってくるのがわかると思います。

また、基礎体温が乱れれば、月経も同様に乱れてきます。低温期と高温期に分かれず、ラインがぐちゃぐちゃになっていればホルモンバランスが崩れていることもわかります。朝の起床時に婦人体温計で測るだけ、と安上がりですから、基礎体温をつけるのも更年期対策のひとつとしてよいかもしれません。

普通の体温計で測る人もいるのですが、それは間違いです。計測できる精度が違うからです。基礎体温はその微細な温度変化を継続して見ることが必要なので、小数点以下2桁《けた》まで測れる婦人体温計を使ってください。

婦人体温計も、口に数秒間入れて測るタイプが主流ですが、このほかに就寝中ウエスト部分に装着して、腹部温度を計測する体温計もあります。これはセンサーがついていて、睡眠中の腹部温度を10分おきくらいに計測し、朝に平均値を出してくれるという優れものです。口で測るよりも実は正確ですし、データをパソコンに送って管理することができるタイプもあります。

また、基礎体温は毎日同じ時間、起床する前の寝た状態で測るのが鉄則です。体を動かしてしまうと、体温が上昇してしまい、正しく測れなくなってしまいます。早朝

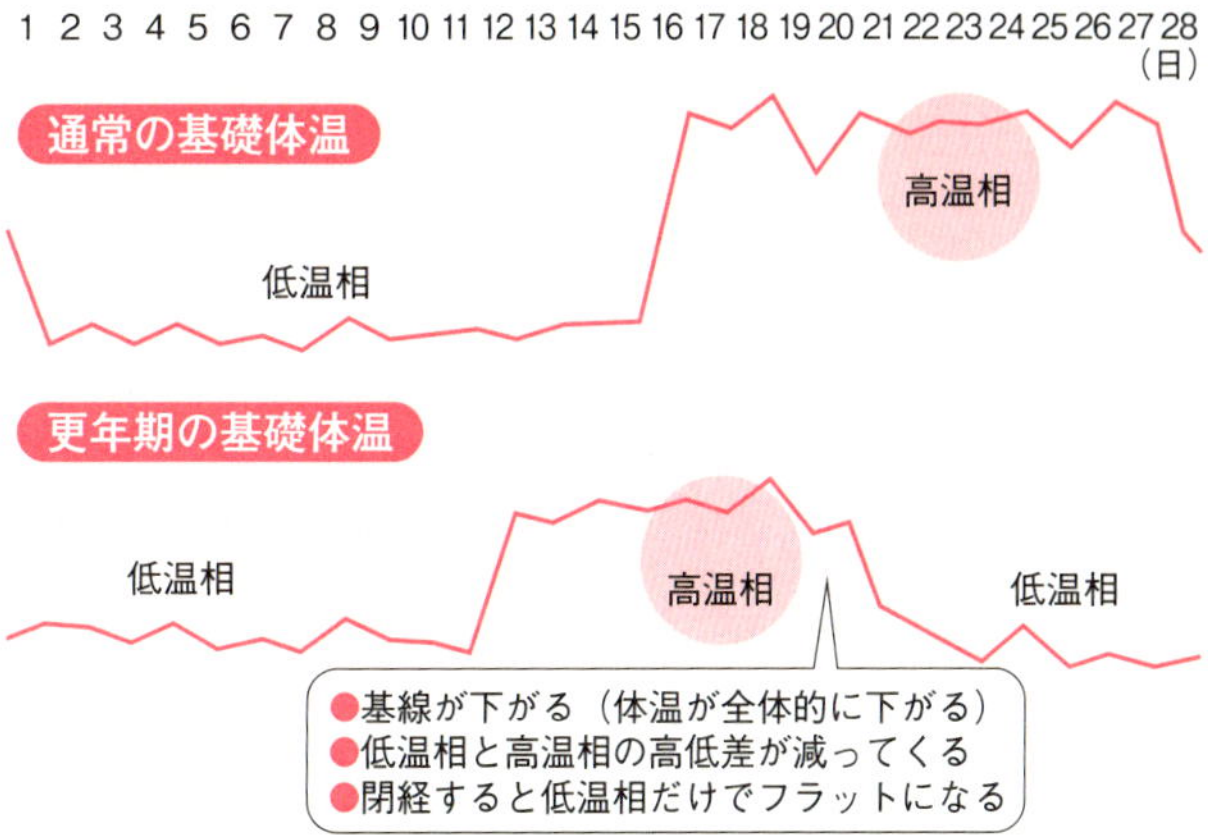

通常の基礎体温は低温相と高温相がはっきり分かれる。更年期に入ると全体的に体温が低くなり、高温相の日数が短くなる。

にトイレに行きたくて起きてしまうような人や同じ時間に起きられないような人には、腹部で測る体温計がお勧めです。誤差が少なくなり、正確な基礎体温を自動的に測ることができます。

基礎体温計は安いもので1000円台、高いものでも1万円以内です。自動でグラフにしてくれるものや、データをパソコンに送れるものなど、さまざまな種類があります。自分の性格やライフスタイルに合わせて、最適なものを選んでください。

COLUMN

2

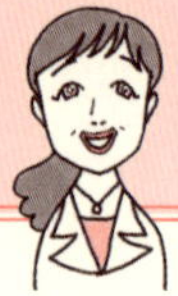

抗生物質には注意が必要

風邪の患者に対して、日本の医師は抗生物質を使いすぎる傾向があります。抗生物質は細菌に対する薬、風邪は主にウイルスが原因。つまり風邪に抗生物質は効かないのです。もちろん細菌による炎症が起きて、のどが腫れた場合などには抗生物質が効くケースもありますが、主な症状はウイルス由来のもの。無意味なことも多いのです。

抗生物質を使いすぎる弊害としては、耐性菌（薬に対する耐性ができ、薬が効かない菌）が増えてしまうこと。また抗生物質は常在細菌叢《じょうざいさいきんそう》という「いい菌」までやっつけてしまうこと。抗生物質が原因で、膣内の常在菌がなくなり、カンジダ膣炎になる女性も非常に多いのです。抗生物質を頻繁に飲まないこと。やたら処方する医師は信用しないことです。

3章

CHAPTER 3

40代からの女性ホルモン
——医師も知らない?!
女性ホルモンの影響

◇◇◇◇

ほんの微量なのに複雑な仕組みで分泌されるため、
誤解や勘違いが多い女性ホルモン。
40代からのホルモン低下に翻弄されないよう、
正しい知識をおさえておきましょう。

どこまで知っている？
女性ホルモンの基礎知識

一般的に「女性ホルモン」といえば、エストロゲンがメジャーです。肌と髪の美しさや見た目の女性らしさを作る象徴として知られているため、女性たちはエストロゲンを増やそうと躍起になっているようです。

エストロゲンの働きは、外見に関することだけではありません。卵巣から分泌されて、妊娠や出産など生殖に関して重要な働きをすることはもちろん、心臓や血管を元気にしなやかに保つ、骨を丈夫に保つなど、全身に影響を及ぼしているのです。

また、もうひとつの女性ホルモンであるプロゲステロンも重要です。エストロゲンとプロゲステロンは周期に合わせて分泌量が変動し、バランスをとっています。このバランスとリズムによって、排卵や月経が定期的に起こる仕組みなのです（81ページ参照）。一般的に「ホルモンバランス」と呼ばれるのは、このエストロゲンとプロゲステロンのバランスをさしています。プロゲステロンは妊娠を成立させるために重要なホルモンです。

「妊娠なら更年期には関係ないのでは?」と思ってはいけません。プロゲステロンに比べてエストロゲンが多くなりすぎると、乳がんや子宮体がんのリスクが上がります。エストロゲン過多によるリスクをプロゲステロンが打ち消す働きがあるので、年齢に関係なくどちらも適量に分泌され、うまくバランスをとることが大切なのです。

ちなみに、更年期にはエストロゲンもプロゲステロンも減少しますが、更年期かどうかを判断する材料としてわかりやすいのは、急激に減少していくエストロゲンです。そのため、血液検査ではこのエストロゲンと卵胞刺激ホルモン（76ページ参照）の値を主な指標にします。

女性ホルモンの調整役と司令塔は「脳」

女性ホルモンには2種類、エストロゲンとプロゲステロンがあることはわかりました。このふたつは卵巣から分泌されています。

「え？　子宮から出てると思ってた！」と、心の中で思った人もいるでしょう。毎月、排卵と月経を繰り返し経験している大人の女性でも、実は子宮や卵巣について知らない人が多いものです。

さらに、もうひとつ。女性ホルモンは卵巣が勝手に分泌するものではありません。実は、脳の中の「視床下部《ししょうかぶ》」や「下垂体《かすいたい》」と連係をして、一定のバランスで分泌されるシステムになっています。つまり毎月、脳と卵巣の「連係プレー」が行われて、女性ホルモンがバランスよく分泌されているわけです。

流れとしては、まず脳の視床下部が下垂体を刺激するホルモンを分泌します。これに反応した下垂体は、卵巣を刺激するホルモンを分泌します。

下垂体が分泌するホルモンには2種類あります。エストロゲンを出すように促すのが「卵胞刺激ホルモン（FSH）」、プロゲステロンを出すよう促すのが「黄体化ホルモン（LH）」です。「複雑すぎて覚えられない！」と思うかもしれません。要は、脳の視床下部と下垂体が指令を出して、女性ホルモンの分泌量やバランスをコントロールしている、ということです。

脳と卵巣の連係プレー

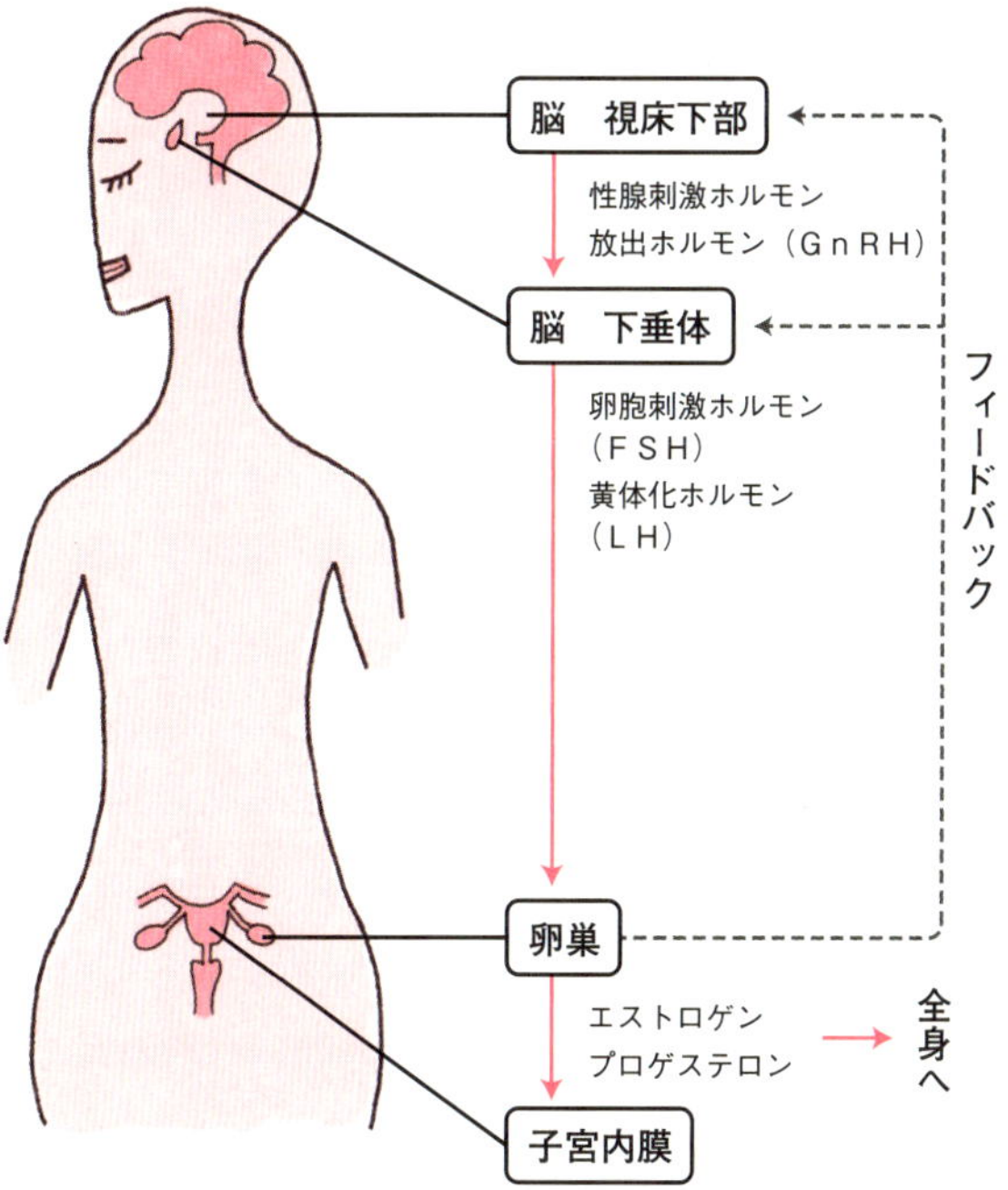

視床下部からホルモンを分泌させる指令がいくと、下垂体から卵胞刺激ホルモンや黄体化ホルモンが分泌される。これが卵巣に伝わると、女性ホルモンが分泌されて、排卵や月経が起こる仕組み。それぞれの分泌量は、視床下部と下垂体と卵巣が連係して調節している。これを「フィードバック機構」という。

司令塔である脳が混乱して症状が出る

更年期の指標としていちばんシンプルなのは、エストロゲンの値と、この卵胞刺激ホルモンの値です。どういう状態になるかというと、「卵胞刺激ホルモンは分泌されているのにエストロゲンが分泌されていない」、これはつまり、「脳からはエストロゲンを出すよう指令が下されているのに、それに対して卵巣が反応していない、あるいはエストロゲンを分泌していない状態」ということです。これが卵巣機能の低下（老化）であり、更年期のはじまりとなるわけです。

もちろん血液検査では、プロゲステロンや黄体化ホルモンの値、それぞれのバランスなどもチェックしますが、わかりやすいのはこのふたつの関係です（81ページグラフ参照）。

では、脳がいくら指令を出しても、卵巣が反応できないと、どうなるのでしょうか。

そもそも脳の視床下部は、ホルモンの分泌やコントロールだけを担っているわけではありません。自律神経をつかさどり、生命維持機能を担っている部位なのです。

たとえば、体温を調節したり、心臓を拍動させたり、呼吸をするのは、人間が意識して行うものではなく、自動的にコントロールされているものです。これが自律神経の働きであり、視床下部が担う部分でもあります。

その視床下部の指令に対して、卵巣が反応しないと、視床下部は大混乱をきたします。そもそもストレス反応にも敏感な視床下部としては、大あわてです。それゆえに、普段から視床下部が担っている自律神経が乱れて、更年期症状が起きてしまうのです。

つまり、卵巣の老化による機能低下をスタート地点に、心身にこれだけ大きな影響を及ぼすというわけです。

逆に、ストレスで無月経になったり、20～30代で更年期様症状が出てしまう「プチ更年期」（30ページ参照）の場合は、卵巣の老化がスタート地点ではありません。ストレスによって視床下部からの指令が乱れて、うまく女性ホルモンが出なくなるという仕組みなので、スタート地点は視床下部なのです。

基準値は時期によって異なる

女性ホルモンのエストロゲンとプロゲステロン、脳が分泌する卵胞刺激ホルモンと黄体化ホルモンには基準値があります。この数値を目安に、卵巣機能やホルモンバランスをチェックします。

ただし、これは検査する時期によって、数値が変わってきます。大きく分ければ、月経期、卵胞期（排卵前）、排卵期、黄体期（月経前）の4期です。たとえば、採血した日が月経直前であれば、黄体期の基準値をベースに診断します。

検査機関によって、基準値は若干異なるため、すべての基準値を覚える必要はありません。また、この時期でなければいけない、ということもありません。いつ検査を受けても、その時期に照らし合わせたホルモンの状態を知ることができます。

女性ホルモン値を測る検査は婦人科であれば、どこでも受けられます。採血による簡単な検査で、費用はクリニックによって異なりますが、自費診療でだいたい5000～1万円程度です。なかには「更年期」とからめて保険適用で行うところもあり、

卵巣が分泌するホルモン

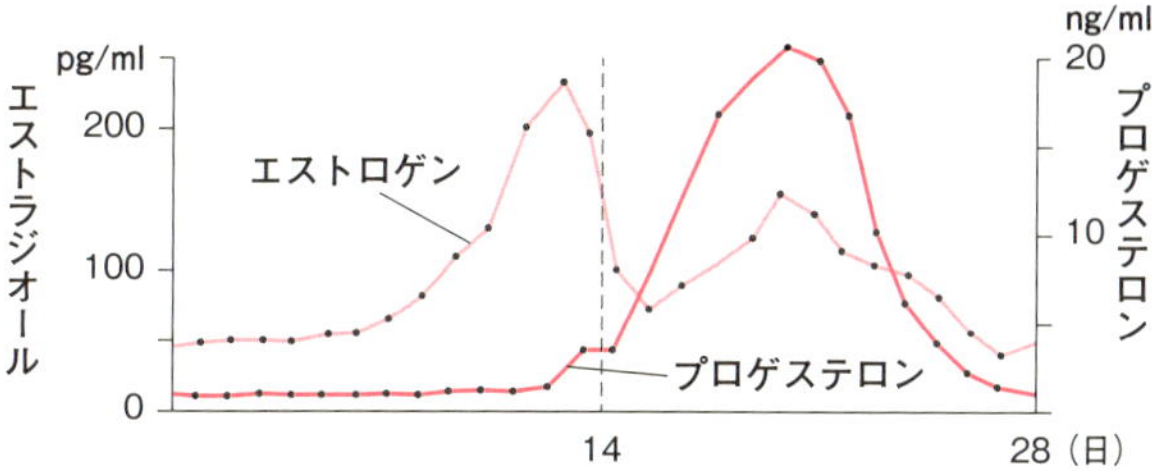

脳が分泌するホルモン

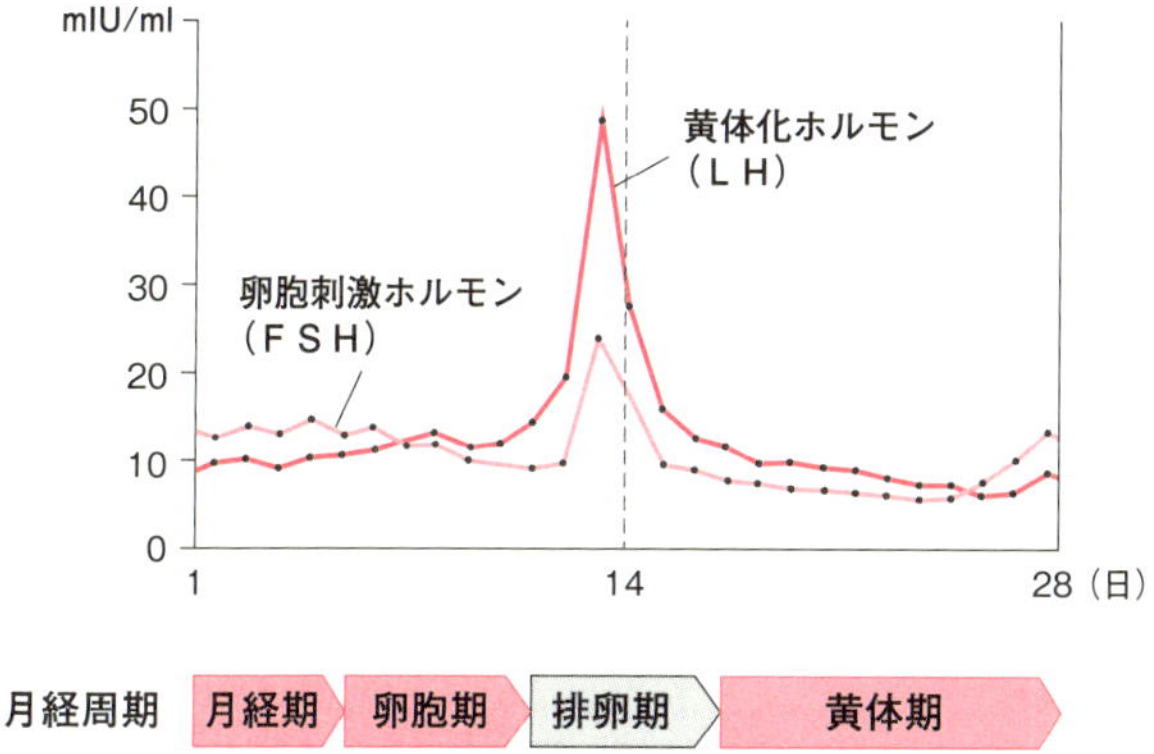

上のグラフは通常の月経周期のホルモン分泌量。採血した日がどの時期かによって、ホルモン値はかなり変わってくる。更年期の指標となるのは、エストロゲンと卵胞刺激ホルモンの値。脳からホルモンが分泌されているのに、卵巣からは分泌されていないなど、その関係性をチェックしていく。

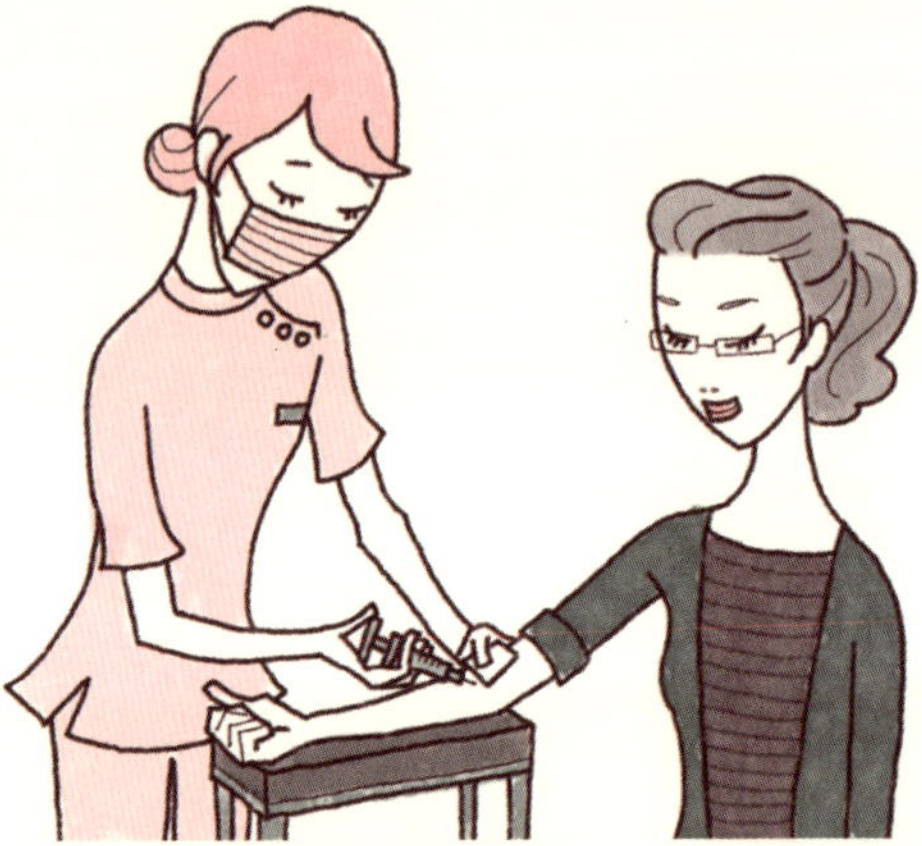

その場合は3000円前後で受けられます。40代で体の変化を感じはじめているなら、更年期の専門外来へ行くのがベストです。

40代は少しずつ体調不良も起こりはじめて、とてもナーバスになっているとき。いろいろ気兼ねなく相談できる、相性のいい医師やクリニックを探しておくとこれから先も安心です。

女性ホルモンに関する矛盾と誤解

女性ホルモンは肌や髪などの外見の若さだけでなく、全身の働きに影響を及ぼす、女性にとって大切なものです。複雑な仕組みはさておき、重要性は誰もが知っているはずです。そして、これだけさまざまなメディアで「女性ホルモンUP」「女性ホルモン力を上げる！」などとうたってきて、みんなが女性ホルモンを必要としているのに、ひとつ矛盾があります。それは「女性ホルモン剤への抵抗感」です。

たとえば、低用量ピル。女性が自分で女性ホルモンのバランスをコントロールできて、望まない妊娠を防ぎ、子宮や卵巣の病気を予防することまでできるのに、なぜか、みな躊躇《ちゅうちょ》します。

これは日本独特の風潮です。もちろんメディアにも問題があります。メディアは副作用ばかりを大きく取り上げて、不安感をあおり、健康効果を正しく伝えない傾向がありました。その影響もあり、1999年に承認されてからすでに十数年たつのに、低用量ピルの普及率はたったの3%。ヨーロッパでの普及率は約30%、もっとも高いドイツでは52・6%(2007)にも上るのに、日本はいまだに一桁台《けただい》なのです。

そもそも、日本は国の「女性の健康施策」のレベルが低いという問題もあります。ヨーロッパや東南アジアでは、低用量ピルを無料で提供してくれる国もあれば、1か月分を数百円で入手できるようになっています(日本では1か月分が2000~3000円)。なぜこんなに安く、あるいは無料で提供できるかというと、国が補助しているからです。望まない妊娠を防ぎ、子宮と卵巣を守ってくれる低用量ピルが、女性の健康にとって有効であることを、国が認めているからこそ補助するわけです。

また、緊急避妊ピルが認可されたのも日本ではつい最近で、2012年です。諸外国に比べてかなり遅いのです。その段階で緊急避妊ピルが未承認だったのは、日本、北朝鮮、アフガニスタン、イラン、イラク。いかに日本の女性施策が遅れているか、これを見ただけでもわかるでしょう。

日本は先進国だといわれていますが、この状況を見る限り、女性にとってはちっとも優しくない国です。そういう意味では後進国なのです。

女性ホルモンは多ければいい、というものではない

医師やメディア、国のせいにばかりしてはいけません。女性ホルモンに関しては、女性たち自身もわかっていないことや誤解していることがたくさんあります。

その最たるものが、「女性ホルモンは多ければいい」という誤解です。これだけ女性ホルモンの重要性を知れば、大量に分泌すればするほどいいことがあると思ってしまうのかもしれません。75ページでも触れましたが、重要なのはあくまでエストロゲンとプロゲステロンのバランスです。大量に分泌されることが理想なのではなく、ごく微量がバランスよく周期的に分泌されることがベストです。

そもそも女性ホルモンがどれくらいの量か、知っていますか。わかりやすいたとえ話としてよくいわれているのは「一生でティースプーン1杯分」です。これもハッキリとした文献はないのですが、女性ひとりの一生分がたったこれだけ、つまりものすごく微量だということです。それだけ微量なのに、さまざまな働きをしていて、全身

に影響を及ぼしているわけです。

多すぎることの弊害　最大のリスクはがん

ホルモンは、体内で作られる化学物質で、血液に乗って運ばれ、特定の臓器や器官（の細胞）に作用する物質です。なぜ特定の臓器や器官だけに作用するかというと、そこにホルモン受容体（レセプター）があるからです。たとえるなら、鍵と鍵穴のようなものです。

エストロゲンとプロゲステロンは女性ホルモンですから、主に子宮や乳房など女性生殖器に受容体があります。ただし、エストロゲンの受容体はそれだけでなく、骨や筋肉、神経など、全身の細胞にもあります。だからこそ、更年期でエストロゲンが減少すると、体のあちこちに影響が出るのです。

問題なのは乳がんや子宮体がんです。これらのがん細胞にもエストロゲン受容体があり、エストロゲンの量が多いとがん細胞を増殖させてしまう可能性があるのです。適切な量が適切なバランスで体内に存在すること。これが女性ホルモンの理想です。

セルフケアで増やせるものではない

女性誌などのメディアの特集では、「女性ホルモンを増やすセルフケア」がよく取り上げられています。これはハッキリいって、間違いです。

セルフケア、つまり日常生活での心がけで女性ホルモンの分泌量を増やすことはできません。特に、40代に入って卵巣機能が低下している場合は、そう簡単に女性ホルモンの分泌量を上げるなんて無理なのです。

ただし、女性ホルモンのバランスを整える、あるいは正常なバランス状態へ近づけることは可能です。若い女性で、不規則な生活やストレスでホルモンバランスが崩れているような人は、生活の見直しによって確実に修正できます。

卵巣自体が老化しはじめ、加齢とともに女性ホルモンの分泌量が減っていくのは誰にでも起こること。40代のセルフケアでできることは、老化を止めることではなく、それによって起こる症状をいかに悪化させずに乗り切るか、です。「私はセルフケアで乗り切る！」と頑張りすぎると、症状は余計に悪化する可能性もあります。

会社や自治体の健康診断では
わからないこと

「女性ホルモンが大切だという話はよく聞くけれど、実際に測ったことはない」という人も多いでしょう。実は、女性ホルモン値は、一般の健康診断の検査値項目には入っていません。簡単な血液検査で測れるのに、なぜ組み込まれていないのでしょうか。

もともと健康診断というシステムは、明治時代に炭坑で働く労働者のために行われたのがはじまりでした。つまり、検査する内容は男性向けで、女性向けではないのです。そして、それは残念ながら、平成の今でもほぼ変わっていません。要は、男性の体のための基準値に、女性の体も照らし合わせて診断されているということです。

当然、女性ホルモン値を測ることもなければ、乳がんや子宮がんの検査もありません。最近ではようやく健康診断の中に、乳がんと子宮がんの検査を組み込んだ会社も出てきましたが、それは必須検診ではなく、オプション検診だったりもします。

つまり、健康診断は「男性が生活習慣病やメタボリックシンドローム（内臓脂肪型肥満に生活習慣病が合併した状態）にならないための検査」が基本であり、その数値には女性の体や女性ホルモンの特徴は一切考慮されていないということです。

たとえば貧血を例にあげてみましょう。一般健康診断でも血液中のヘモグロビンを測りますが、女性の場合、月経直後とそうでない時期では値もかなり異なるものです。

ところが、一般健診の問診票には月経がいつだったかということを書く欄がありません。つまり、月経直後の女性はみな貧血と診断されてしまう可能性もあるわけです。

逆に、本当は深刻な貧血でも、健康診断の検査値では見逃されてしまうこともあるのです。女性の貧血の多くは「鉄欠乏性貧血」で、体内の鉄分不足が原因です。この指標として用いられるのが、貯蔵鉄（フェリチン）です。通常の健康診断では、ヘモグロビンを指標値にしています。貯蔵鉄がかなり枯渇《こかつ》していても、ヘモグロビンが正常値であれば貧血と診断されません。月経周期やホルモンバランス、貯蔵鉄など、女性の体の特徴を一切考慮していない検査値といっても過言ではありません。

これが日本の健康診断の現状です。もちろん、福利厚生に力を入れ、予防医学の観点からきちんとした健康診断を行っている企業もあるとは思います。男性には一般健康診断、女性には女性向けの婦人科総合検診、というところもあるでしょう。ただし、それはほんの一部に限ったことで、ほとんどの女性たちは「男性向けのメタボ健診」にオプションで（もしくは自腹で）婦人科検診を受けているのです。

実は医師もわかっていない？

さて、ここで問題です。女性ホルモンは何を原料にしているでしょうか。実は、コレステロールを原料に作られています。

ということは、40代に入り、女性ホルモンが低下すると何が起こるでしょうか。体内にあるコレステロールは、今まで女性ホルモンの原料として使われていた分が、使われずに余ってくるようになります。その結果、血中のコレステロール値も高くなるのです。コレステロール値上昇は、更年期のひとつのサインともいえます。

この仕組みをわかっていない内科医が実は多いのです。更年期の女性はそもそもコレステロール値が高めなのは当然で、薬で下げる必要がないケースも多いものです。

特に、女性は悪玉コレステロール（ＬＤＬ）の値が高くても、男性のように動脈硬化を進行させないということがわかっています。

ところが、女性ホルモンの仕組みを知らない医師は、男性に出す薬と同じ薬を処方します。生活習慣病系の薬は、一度飲みはじめると一生飲み続けなければいけないものが多く、急に止めると一気に数値が上がってしまうデメリットがあります。本当は必要のない薬を飲まされている女性がどれだけ多いことか。

男性の体と女性の体はまったく異なります。ホルモン分泌の仕組みも異なれば、月経などのリズムやシステムなど、大きな違いがあります。その差を考慮した医療を「性差医療」といいますが、この性差医療が日本ではまだはじまったばかりで、浸透していません。女性医療に関しては、日本は本当に遅れていると思います。

健康診断の検査値からわかるサイン

健康診断では女性ホルモン値を測りませんが、そのほかの一般検査項目から「女性ホルモンが低下している」ことをある程度推測することはできます。特に、30代まではそんなに変化がなかったのに、40代に入ってから年々数値が上がってきたものには注目してみてください。

①コレステロール値が上がってきた

コレステロールには総コレステロール、悪玉コレステロール（LDL）、善玉コレステロール（HDL）があります。特にLDLが多いと、動脈硬化を起こしやすく、心筋梗塞《しんきんこうそく》の要因になるといわれています。実はエストロゲンには、LDLを減少させ、HDLを増やすというプラスの働きがあります。更年期でエストロゲンの分泌が低下すると、この働きも低下して、コレステロール値が高くなってしまうのです。

ただし、高血圧や糖尿病などほかの生活習慣病のリスクが低い場合は、基準値を多少上回っても心配する必要はありません。もともと女性はＬＤＬによる動脈硬化のリスクは低いので、あまり神経質にならなくても大丈夫です。

②血圧が上がってきた

エストロゲンには血管をしなやかに保つ働きがあります。更年期にはこの働きが徐々に低下し、血管が硬くなって柔軟性も低下していきます。それによって血圧が上がってくることもあります。また、自律神経の乱れが血圧を上げるだけではなく、「乱高下」を招くこともあります。若い頃は低血圧だった人も、エストロゲンの低下によって高血圧になる可能性もあるのです。

③血糖値が上がってきた

特に、家系に糖尿病の人がいる場合は、更年期に血糖値が上がりやすくなります。これは、血糖値を下げるインスリンというホルモンと関係しています。

エストロゲンにはインスリンを効きやすくする作用があります。エストロゲンが適宜分泌されていれば、インスリンもしっかり働いて血糖値が下がりやすくなります。

逆にいえば、エストロゲンが減ると血糖値が上がりやすくなるのです。

④中性脂肪値が上がってきた？

エストロゲンは脂質代謝全体に関わっているので、分泌が減ると中性脂肪値も上がる傾向はあります。ただし、エストロゲンが直接の原因というよりも、食事や運動などの生活習慣に影響されている要素が強いといえます。

年齢とともに体全体の代謝が落ちているにもかかわらず、若い頃と同じような食生活をしていれば、中性脂肪値は上がります。砂糖や生クリームをたっぷり使ったスイーツ、油っこい揚げ物、アルコールを飲んだあとに締めのラーメンなど、欲望の赴《おもむ》くままに食べていれば、中性脂肪値は誰でも上がるのです。

実際に、食事内容に気を配っている人や適度な運動をしている人は、更年期に入っても中性脂肪値は上がりません。コレステロールのようにダイレクトにエストロゲンと連動するものではなく、普段の生活習慣が関係しているのです。

⑤体重が増えてきた？

体重増加も同様です。確かにエストロゲンが低下すると、代謝が落ちて太りやすく

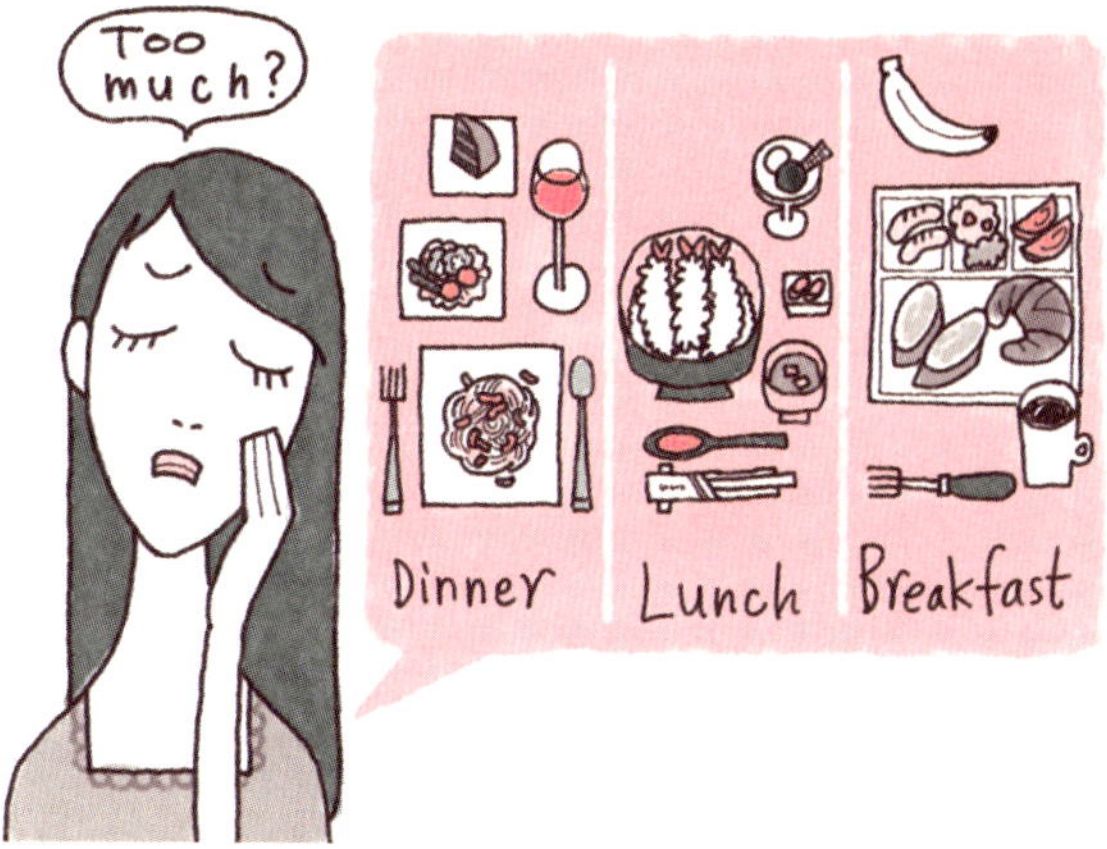

やせにくい体になります。微妙なところですが、「そんなに食べていないんですけど、太るんです。これも更年期ですよね？」という人に限って、実は結構食べているのです。エストロゲン低下に加えて、「食生活のINとOUTのバランスが悪いのだと思いますよ」とお話しするようにしています。

食べてしまう背景には、ストレスや睡眠不足など複数の要因が絡んでいることもあります。すべてを年齢のせいにするのではなく、生活を見直すいいチャンスとしてとらえられるようになるといいでしょう。

COLUMN

3

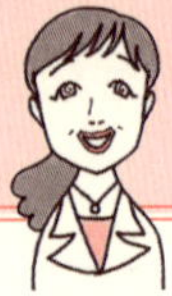

診療科をたらいまわしになることも

　更年期の症状は女性ホルモン低下が原因ですが、それがわからないと病院の診療科をたらいまわしにされる可能性もあります。

　ある女性は耳鳴りが主な症状で、耳鼻科へ行き、原因がわからないために脳神経外科へ回され、MRIなどいろいろな検査を受けることになりました。さらに動悸《どうき》もすると告げたら、循環器内科へ回され、24時間のホルター心電図までとられたといいます。さんざん時間とお金をかけて調べたあげく、「異常ありません」といわれて、最後の最後に婦人科へたどりついたのです。耳鳴りも動悸も、更年期の症状だったという話です。

　40代以降の女性の体の不調は、女性ホルモンの低下が原因かもしれません。まずは婦人科へ行ってみてください。

4章

CHAPTER 4

女性ホルモンが原因の不調の症状
——さまざまなケーススタディ

◇◇◇◇

40代からはどんな不調が起こるのか、
詳しく解説していきます。
頭のてっぺんからつま先まで多岐にわたる「不定愁訴」のいろいろ。思いあたるものがないか、チェックしてみてください。

ほかの病気を疑ってしまう「不定愁訴」

この時期には実に多様な症状が現れます。「不定愁訴《ふていしゅうそ》」（原因がはっきりしない不調、症状）という言葉をよく使いますが、40代の場合、原因は主に「女性ホルモンの低下」がありますので、厳密にいえば不定愁訴とは違うかもしれません。ただし、まだ更年期だと自覚していない人や診断を受けていないときは、まさに不定愁訴という感覚があると思います。一般的には、特徴的な症状「のぼせ・ほてり・発汗」が知られているため、40代後半の女性でこれらが出れば、更年期だとなんとなく自覚できます。ところが、このメジャーな症状はすべての人に起こるわけではありません。

そうなると、症状によっては「何かの病気ではないか」と考えてしまいます。更年期が頭をよぎれば、婦人科へ直行できますが、ほかの病気の可能性を先に疑いはじめると、婦人科以外の診療科へ相談に行くことになります。もしそこで、不運にも女性ホルモンの働きや更年期に詳しくない医師に出会ってしまうと、本来は必要のない薬を処方されたり、全身の検査を受けることにもなります。改善への道が遠回りになってしまう可能性もあるのです。

そうならないためにも、更年期にはいろいろな症状が起こりうる、ということを知っておいてください。40代に入って不調が現れはじめたら、「更年期の可能性」も念頭に置くようにしましょう。

起こる症状はひとつじゃない！

更年期の厄介なところは、症状が「ひとつとは限らない」点です。たとえば、もっともメジャーな症状の「のぼせ・ほてり・発汗」はセットになっているだけでなく、そのあと急に手足が冷えるなど、複数の症状が重なって起こります。

それ以外にも、頭痛がしたり、めまいが起こるなどのフィジカル（身体的）な症状があります。さらには、イライラしたり、落ち込んだりするメンタル（精神的）な症状が連動して起こることもあります。それが原因で人間関係がうまくいかなくなるなど、ソーシャル（社会的）な症状へとつながってしまうケースもあります。

この章では、「フィジカル」「メンタル」「ソーシャル」の3つに分けて、症状を解説していきます。この中から複数の症状が起こりうるのです。

大きく分ければ2パターン

なぜ多種多様な症状が起こるのか、そのおおもとをたどれば「女性ホルモンの分泌量低下」です。エストロゲンは、脳や心臓、血管、骨、筋肉、皮膚など全身に作用している物質ですから、分泌量低下による全身への影響は多大です。エストロゲン低下がいちばんの根っこにあるのは確かです。

エストロゲン低下が症状に直結しているパターンのほかに、もうひとつ分類するとしたら「自律神経系が乱れる」パターンです。脳の視床下部《ししょうかぶ》がつかさどっている自律神経の働きに、乱れや崩れが生じることによって起こる症状があるのです。たとえば、のぼせ・ほてり・発汗などは、まさに自律神経の乱れが影響して起こる症状。また、動悸や息切れ、不眠なども同じです。呼吸や体温調節、睡眠など、生命維持のために自動的に働いている自律神経がおかしくなることで、さまざまな症状が現れます。エストロゲン低下がダイレクトなもの、自律神経が乱れるもの、大きく分ければこの2パターンに分類できるのです。

誰に何が起こるのかはわからない

これだけ多様な症状が起こるのなら、ある程度の傾向が読めるとよいのですが、残念ながらこれは誰にも読めません。ただし、40代以降は更年期とは関係のない不調も起こりやすい時期。慢性的な肩こりが更年期と重なって、さらにひどくなるということはあります。普段の健康状態によって、症状の重さは関係してくるかもしれません。

では、より具体的な症状を個別に見ていきましょう。ケーススタディも参考に、あなたはどう過ごしていきたいのか、考えるきっかけにしてください。

症状によっては、ここで紹介するようなセルフケアで軽減できるものもありますが、残念ながら根本的な解決にはなりません。6章で紹介するホルモン補充療法や漢方薬などが治療の基本で、つらい症状をかなり和《やわ》らげることができます。

体がつらい、しんどい「フィジカル編」

これは加齢現象なのか、それとも、もともと持っていた慢性的な症状がひどくなっただけなのか。更年期の症状と考えられるケースを紹介していきます。

もっともわかりやすい「のぼせ・ほてり・発汗」

「のぼせ」とは、首から上が急にカーッと熱くなり、文字通り、のぼせてしまうことです。お風呂上がりやサウナに入ったときの状態を思い出してください。あの状態が首から上に起こります。

「ほてり」は、のぼせの延長線上にあります。顔が真っ赤にほてって、尋常ではない暑さを首から上に感じます。「のぼせ」と「ほてり」が急激に起こることを「ホットフラッシュ」ともいいます。

そして、「発汗」です。のぼせてほてって、どっと汗をかきます。更年期の発汗で特徴的なのは、体に汗をかくのではなく、首から上にかくという点です。頭皮から汗が噴き出して、顔をつたってボタボタと垂れてくるような発汗なのです。

なぜ首から上に汗をかくのでしょうか。もちろん全身に汗をかく人もいますが、更年期の汗の特徴は「自律神経の失調」による発汗です。運動や高温によってかく汗とは異なり、緊張したり、不安になったときに出る「精神性発汗」の要素が強く出ます。要は交感神経が異常に高まってしまう状態なのです。首から上に汗をかくのは、心臓に近い部分の血管が拡張しやすいからだともいわれています。

もちろん、手のひらやわきなどに汗をかく人もいますが、特に顔や頭皮から大量に汗が出るのです。

「汗をかくくらいだったらいいじゃない」と思う人がいるかもしれませんが、このような発汗は周囲から見ても「異様な」発汗です。顔から滝のように汗が流れ出し、ひどい場合はタオルで拭いてもすぐにびっしょりになってしまいます。しかもこの発汗が突然起こるのです。

ケーススタディ　「大切な商談中に……」

Kさん（49歳）は、大きな取引の大事な商談中にこの症状が出て、非常に困ったと話していました。先方に書類を渡そうとしたら、突然汗が噴き出て、書類にポタポタと落ちてしまうほど。顔は真っ赤にほてり、拭いても拭いても汗は止まらない。

そんな状態になれば、余計に焦って、緊張が高まります。さらに、この症状が更年期特有であるために、一緒にいた部下も取引先の人も、気を遣ってか「見て見ぬフリ」を貫いてくれたそうです。逆に、恥ずかしさと申し訳なさを感じたKさんは、余計に緊張と不安の悪循環で、さんざんな思いをしたとのこと。ただし、商談は成立、無事に大口契約をゲットしたそうです。

のぼせ・ほてり・発汗の3つは基本的にセットです。エストロゲン低下が前提ですが、主に自律神経の交感神経の働きが乱れて、「血管を拡張する」「汗をかく」という作用が突然起こってしまうのです。

汗を即座に止めることはできませんが、冷たいペットボトルなどを首の後ろに当てることで、首から上の血管を冷やして収縮を促し、汗を多少抑えることは可能です。食品についてくるような小さな保冷剤を常備したり、大きめのタオルハンカチを持ち歩くなど、備えておきましょう。大量の発汗には化粧崩れもなくついてきますので、汗に強いウォータープルーフタイプの化粧品を選ぶとよいかもしれません。

発汗後の「寒気」、常に感じる「手足の冷え」

大量に汗をかいたあとで襲ってくるのは「寒気」です。汗が蒸発すると熱が奪われて、体温が下がるのは当然のこと。寒気もまた、のぼせ・ほてり・発汗とセットでついてくるのです。

また、矛盾しているように感じるかもしれませんが、手足が冷えるのもこの年代の特徴です。上半身、特に首から上は暑くて汗をかくほどなのに、下半身は冷たく冷えている「冷えのぼせ」という状態も起こります。

もともと女性は、筋肉量も少なく、血行が悪くて手足が冷えやすいのですが、更年期にはさらに拍車をかけて冷えてしまいます。これも自律神経の失調が原因です。末端の血管が収縮して、血流が悪くなり、触ると冷たさを感じるほど冷えきってしまいます。「上半身は亜熱帯気候、下半身はツンドラ気候」とはよくいったもので、更年期特有のバランスの悪さを表しています。

ケーススタディ 「職場で異様なファッションに……」

事務員のMさん（50歳）が自分の体の変化に気がついたのは、夏の職場で感じた気温の差でした。周囲はカーディガンを羽織っているにもかかわらず、自分だけが異常に暑い。エアコンの故障かと思ったほど。冷房を強めるとほかの女性社員から「寒いんです」と訴えられ、しぶしぶ温度を上げたそうです。

ところが足は異様に寒い。はじめはブランケットを掛けてしのいでいましたが、どうにも冷えすぎて痛みを感じるようになりました。ついには靴下を4枚重ねてブランケットで隠すように。上半身は半袖で、下半身は着ぶくれと非常にアンバランスな格好です。さすがに来客の対応はできません。症状がひどいときは、来客時の対応を若

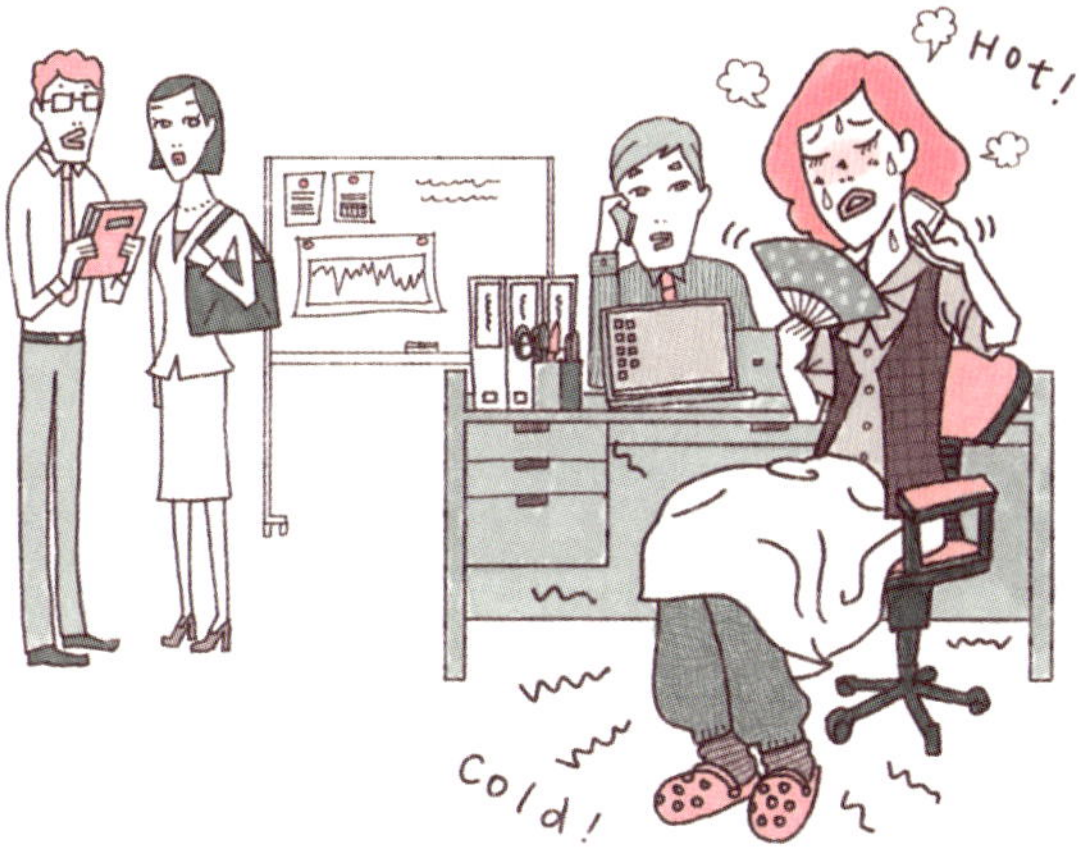

い子に任せるようにしたそうです。

体温調節がうまくいかず、周囲の人と体感温度に差が出てしまうのが更年期です。これらとうまく付き合うには、いろいろなグッズを駆使するしかありません。うちわや扇子で上半身を冷やし、絹や綿の靴下の重ね履きで下半身を守る。靴の中敷きタイプの使い捨てカイロなども利用してみましょう。

翌日も翌々日も疲れがとれない「疲労感」

人間は誰でも年をとれば、疲れやすく、その疲れもなかなかとれなくなるものですが、更年期には、さらに拍車がかかります。これはエストロゲン低下によって、代謝機能が落ち、エネルギーをうまく作り出せなくなることが背景にあります。

たとえ疲れていても、エネルギー代謝がうまく回っていれば、体の中の細胞は修復され、再び動き出すためのエネルギーが蓄えられます。更年期に入ると、この修復作業に時間がかかるようになり、なかなか疲れがとれなくなってしまうのです。

「体がだるい」「体が重く感じる」「体を動かすのがおっくうになる」など、疲労の感じ方は人それぞれですが、たとえば数年前までできていたことができなくなるほど、疲れがひどい場合は、ホルモン低下の影響だと考えてもよいでしょう。

ケーススタディ 「リフレッシュできない……」

Nさん（46歳）は若い頃から旅行が大好きで、休みのたびに旅行へ出かけて、ストレスを解消していました。ところが40代も後半に入ったとき、その旅行自体をストレスに感じるようになりました。普段から疲れがとれにくくなり、旅行に行っても楽しめないのです。旅先でも手足が重く、思うように動き回れません。

つい数年前までは旅先でも歩き回って、ホテルには寝に帰るだけだったのが、最近はホテルに着いたとたんどっと疲れて、外に出るのがイヤになってしまうというのです。旅行好きだった自分が動き回れないジレンマ、日々のストレスをリフレッシュできないツラさで、「ああ、これって更年期なんだ……」と悟ったそうです。

疲労感は日々リセットできればよいのですが、蓄積していくようであれば危険信号です。無理にアクティブに動き回らなくても、自宅でゆったりのんびりするリフレッシュ法もあるはずです。「出かけるのが好きなんだから、動き回らなくちゃ！」と思い込まず、インドアのストレス解消法を探してみましょう。

カチコチに固まってしまう「肩こり・腰痛」

肩こりがまったくなかった人でも、この時期に突然肩こりがはじまるケースもあります。腰痛も同様です。ただ、もともと慢性的に持っていた人が、より頻繁に起こるようになったり、症状がひどくなったと感じるケースの方が多いかもしれません。

これもエストロゲン低下による症状と考えられます。エストロゲンの受容体は筋肉や関節にもあります。エストロゲンが少なくなったことによって、これらがうまく回らなくなるのです。

ふしぶしが痛む・しびれる「関節痛・疼痛」

これも肩こり・腰痛と同様、エストロゲン低下による症状です。肩やひざに痛みが起こったり、しびれるような感覚を覚えたりします。感覚は人それぞれなのですが、中には「蟻《あり》が皮膚の上を走っているような感覚（蟻走感《ぎそうかん》）」を覚える人もいるようです。痛みやしびれ、不快感で眠れなくなってしまう人も多いです。

更年期で特徴的なものが「神経障害性疼痛《しんけいしょうがいせいとうつう》」です。手のひらがピリピリとしびれたり、針でチクチクと刺されたような痛みが走ります。

神経障害性疼痛には治療薬があるのですが、更年期が原因の場合はあまり効き目がないケースもあるようです。痛みが起きている原因が違うのですから、当然のことです。女性ホルモン低下が原因だとわかれば、ホルモン補充などの治療が有効なこともあります。

また、エストロゲン低下によって、骨がもろくなっている「骨粗しょう症」が原因で痛みなどが起きているケースもあります。朝起きると、手の指がこわばっていて、手を握りにくくなっているなどの症状もあります。この症状はリウマチや膠原病《こうげんびょう》と間違える人も多く、病院で検査を受けても何も出ないために、治療が遅くなるケースも多々あるのです。

痛みの感受性は人それぞれですが、メンタルからきている痛みもあります。痛みを感じているときにつらいことがあると、その痛みは余計に強く感じられることも。心が揺らぐ40～50代にはさまざまな痛みの背景があるのです。

ケーススタディ「何年も薬を飲み続けて……」

Yさん（57歳）は51歳で閉経を迎えました。閉経後に手のひらにピリピリ、ジンジンする痛みを感じて、病院へ行ったそうです。診断名は「神経障害性疼痛」。薬を処方されて、しばらく飲み続けていましたが、症状はほとんど改善されませんでした。日常生活に支障をきたすほどの症状ではないものの、不快感は強いため、医師のいうとおりに服薬を続けたそうです。すると、長く飲み続けたせいかちょっとした副作用に悩まされるようになったのです。

薬を止めて様子を見ていると、痛みがなくなっていったといいます。2年前くらいから症状が軽減し、今はすっかり治ってしまったというのです。おそらくYさんの痛みは更年期が原因だったと思われます。更年期を抜けて症状がなくなったということは、その可能性大です。

40代に入ったら、一度骨量（骨密度）検査を受けてみることをお勧めします。エネルギーの低いX線を使った大掛かりな検査法もありますが、閉経前であれば簡易式のもので十分です。かかとの骨に超音波をあてて計測するもので、非常に簡単な検査です。クリニックや保健所で置いてあるところもあるので、問い合わせてみましょう。

日常生活に支障をきたす「頭痛」

もともと頭痛持ちの女性は多いものです。なぜ女性に多いかといえば、女性ホルモンの変動に伴って頭痛が生じることがあるからです。特に、排卵期、月経前、月経中の頭痛に悩む人は多く、ＰＭＳ（月経前症候群）でも、頭痛は頻度の高い症状です。

また、脈打つような痛みが発作的に起こる「片頭痛」も、月経と関連して起こることがわかっています。エストロゲン分泌量の急激な変動が頭痛を引き起こすようです。

その証拠に、エストロゲンの変動が少ない妊娠中や、閉経後でエストロゲンの分泌がほぼなくなったときには、片頭痛が起こりにくくなるのです。

更年期はエストロゲンの低下が激しく、片頭痛が起こりやすい状態。片頭痛以外の頭痛も、実は起こりやすいといえます。「緊張型頭痛」はストレスが重なると生じる頭痛で、締め付けられるような痛みが長く続きます。更年期にはストレス過多になるため、さまざまな頭痛が起きやすいのです。

ケーススタディ 「ライフイベントとともに頭痛が……」

Sさん（49歳）には高校生と中学生の子供がいます。ここ数年は、ふたりがほぼ交互に「受験」を迎えるような状況で、次男の中学受験が終わったと思ったら、次の年には長男の高校受験が。1年おいて、次男が高校受験したと思ったら、今年は長男が大学受験。子供が受験を迎えるたびに、頭痛がひどくなるというのです。ライフイベントを迎えるたびに、急激に症状が出る、これが更年期なのです。

「まだ次男の大学受験、長男の就職試験があると思うとぞっとします……」とSさん。頑張りすぎるお母さんは、体がつらくても休もうとしません。「子供の受験をあまり重くとらえず、のんびりかまえていたほうがいいですよ」とアドバイスをしましたが……。なんでも自分でしようと頑張りすぎると症状はひどくなるのです。

頭痛の場合は少し注意が必要です。くも膜下出血や脳出血など命にかかわる病気につながる場合もあります。急激に起こる頭痛、発熱や手足のしびれ・痙攣《けいれん》を伴う頭痛、回を重ねるごとに痛みが強くなる場合には、一度精密検査を受けましょう。

立っていられなくなる「めまい・耳鳴り」

めまいや立ちくらみ、ふらつきも更年期に多い症状です。ふわふわと体が浮いているような「浮動性めまい」と、天井や壁がぐるぐる回っているように感じる「回転性めまい」があります。自律神経の失調が主な原因ですが、血管の収縮と拡張をうまくコントロールできないために、めまいが起こるといわれています。

耳鳴りも同様ですが、自律神経の失調と心因性、つまりストレスからくるケースも多いようです。耳の奥で「キーン」という音が聞こえ続けるのは、とても不愉快でつらい症状です。更年期の場合は、めまいと耳鳴りが同時に起こるケースも多いのです。

ただし、この症状はメニエール病や突発性難聴などの病気があって起こる場合もあります。自己判断は禁物です。

婦人科ではまず女性ホルモン値などの検査で更年期症状かどうかを診断しますが、ほかの病気が疑われる場合は、耳鼻科や脳神経外科、心療内科など、ほかの科を紹介します。症状がひどい場合は精密検査を受けて、原因をつきとめることが大切です。

ドキドキして息苦しい「動悸・息切れ」

胸がドキドキするだけでなく、心臓の拍動がわかるほど強く感じるのが動悸です。その拍動に伴い、呼吸が浅くなって苦しくなるのが息切れ。全力疾走したあとのような状態といえばわかるでしょう。

心拍や脈拍は自律神経の働きによるものです。40代以降はこの働きが乱れるために、こうした症状が起こります。動悸や息切れが激しい、あるいは頻繁に起こる場合は、心臓に異常がないか確認することが大切です。甲状腺の病気（67ページ参照）が隠れている可能性もあります。ストレス過多になったときも起こりやすいため、どんなときに動悸・息切れが激しくなるのか、記録をつけておきましょう。

健康診断の検査値がのきなみ高い値に

92ページでも解説をしましたが、更年期に入ると、健康診断の血液検査で、数値がのきなみ高めに出るようになります。コレステロール値、中性脂肪値、血圧、血糖値など、生活習慣病にかかわる検査値が上がってきます。

特に顕著なのは閉経後です。40代では多少基準値を上回っても、その背景となる病気がなく、症状も出ていなければ、すぐに薬物治療を受ける必要はありません。もともと更年期で値が高めに出ているだけで、すぐに治療をしなければいけないケースは少ないと思っていいでしょう。

生活習慣病系の薬は飲みはじめたら、ずっと飲み続けなければいけないものも多く、場合によっては毎日数錠もの薬を飲むことになってしまいます。健康診断でやや高めの数値が出ても、まずは生活の見直しからはじめましょう。食生活に気を配り、適度な運動を心がければ、それ以上検査値が上がることはないはずです。

心配な場合は、健診の結果を持って、婦人科医に相談してみるのもひとつの手です。

ケーススタディ

「高脂血症といわれて……」

Hさん（55歳）は、毎年、市の健康診断を受けています。5年前くらいから、コレステロール値が高くなり、医師から薬物療法を勧められました。検査値は確かに基準値を上回っているのですが、善玉コレステロール（HDL）の値も60以上あります。本来は高脂血症の薬が必要ないケースであるにもかかわらず、薬を飲み続けていたそうです。

Hさんは食事にかなり気を遣う方で、野菜、特に食物繊維をしっかりとって、カロリー過多にならないよう心がけていました。思い切って薬をやめてみたところ、なんの不具合もなく、現在に至るそうです。閉経も無事にすませ、今振り返ると、「あの薬はいらなかったわね」と笑っています。

コレステロールや中性脂肪値は、まず食生活の見直しを。医師の勧めるがままに薬を飲むのではなく、生活改善からはじめるようにしてみましょう。健康診断でひっかかったら、更年期専門外来の婦人科医に相談してみるとよいでしょう。

衰えていく容貌「肌や髪の乾燥・かゆみ」

エストロゲン低下で顕著に表れるのが「肌・髪・粘膜の乾燥」です。肌にうるおいがなくなり、キメも粗くなる、シワが増えるなど、肌は乾燥して衰えていきます。髪も同様で、ハリやコシがなくなり、パサつくようになります。見た目が老けていくことで自信を失うのは、更年期の特徴ともいえます。

見た目の問題だけなら日常生活に支障はないかもしれませんが、肌が乾燥して異様にかゆくなるなどの症状も表れてきます。かゆくてかきむしっているうちに、肌のバリア機能が失われ、余計にかゆみに敏感になってしまうという悪循環に陥ることも。

今まで以上に、肌や髪への保湿効果の高い製品を使うなど工夫してみてください。

口や目も乾きぎみに「ドライアイ、ドライマウス」

粘膜の水分が失われると、その部分が乾燥して、組織自体が弱くなってしまいます。これは目にも口の中にも起こること。目の粘膜が乾いて痛みが出る「ドライアイ」、唾液が少なくなって口の中が乾く「ドライマウス」も、40代以降に起こりやすくなります。ドライマウスになると、口内の免疫機構にも悪影響を及ぼし、口臭が出るようになります。更年期には「体中の粘膜が乾く」と知っておきましょう。

ドライアイがあまりにひどい場合は、眼科を受診して治療を受けてみましょう。また、歯科でもドライマウス治療を専門にしている歯科医師もいます。症状に特化した目薬や歯みがき粉、マウスウォッシュなどの日用品も教えてくれるはずです。

これらの症状がある場合、「シェーグレン症候群」という自己免疫疾患（自分の細胞を誤って攻撃してしまう）の可能性もあります。一度、血液検査を受けましょう。

なんとなくくさい、これは加齢臭？「体臭」

更年期には頭から汗をかくことが多く、頭皮のニオイが気になるという人が多いものです。頭皮からかく汗は脂分も多く、ニオイがきついのは仕方がありません。いわゆる制汗剤などを使って、こまめにケアをするようにしましょう。

体臭がきつくなるといっても、そこまで気にする必要はないと思います。汗が多いせいでニオイがきつい程度で、他人が鼻を曲げるほどの体臭が出るわけではありません。ただ、自分で気になるニオイというのはあります。「おりもののニオイ」です。加齢とともに膣の中も乾燥してきます。本来ならデーデルライン桿菌《かんきん》という菌が膣内を酸性に保ち、雑菌が増えないようブロックしてくれています。ところが、閉経するとこのデーデルライン桿菌もいなくなってしまい、雑菌が繁殖しやすくなるのです。膣がにおうからといって、下手に洗わないでください。細菌性膣炎は婦人科で治療できますし、簡単な膣剤ですぐに治ります。ニオイが気になる人は、一度婦人科に相談してみましょう。

膣に痛みや不快感がある「性交痛・萎縮性膣炎」

膣が乾燥していると、性交痛がひどくなります。「そんなこともう卒業したわよ」という女性でも、膣に違和感や不快感を覚えている人は少なくありません。これは、エストロゲンの低下によって、膣の中の粘膜も乾燥し、萎縮《いしゅく》してしまう「萎縮性膣炎」が起きているからです。これは更年期というよりも、閉経後時間がたてばたつほど強くなる症状です。

「ジーンズをはくとアソコが擦れて痛い」、「運動しているときに膣がヒリヒリする」「痛くて自転車に乗れなくなった」など、日常生活でも不快な思いをします。更年期症状の中でも、人にいいづらい症状ですから、悩んでいる人は婦人科へ相談してみましょう。膣剤などで改善できるケースもあります。

トイレが近い・ちょい漏れする「頻尿・尿失禁・過活動膀胱」

頻尿や尿漏れ（尿失禁）は、エストロゲン低下に起因します。尿道や膣、肛門のある場所の筋肉や靭帯《じんたい》の総称を「骨盤底筋」といいますが、この筋肉群がゆるくなってしまうことで頻尿や尿漏れなどが起こるのです。

特に、くしゃみやせき、大笑いしたときなどに尿が漏れてしまうのは「腹圧性尿失禁」といいます。これは「骨盤底筋体操」で、ある程度予防することが可能です。

骨盤底筋体操とは、「①肛門を締める、②膣を締める、③尿道口・膣・肛門の全体をおなかの中へと引き上げるようにギューッと力を入れる」を繰り返すだけの簡単なトレーニングです。筋力や体力、年齢に関係なく、誰にでも行えます。また、体操といっても、いつでもどこでもできるものなので、家の中だけでなく、電車の中など移動中でもトライしてみてください。毎日、①〜③を数回、繰り返してみましょう。

ただし、尿漏れの中には、エストロゲン低下ではなく、自律神経の失調も関連しているケースがあります。それが「過活動膀胱《かかつどうぼうこう》」というものです。

簡単にいえば、膀胱が過敏で、尿をためておくことができなくなっている状態です。尿漏れまでいかなくても、尿意切迫感や夜間頻尿が多くなります。

過活動膀胱の場合、膀胱訓練（尿意を我慢する）や骨盤底筋体操のほか、電気や磁気で刺激を与える治療法、薬による治療もあります。

排尿トラブルは行動を制限してしまうこともあり、メンタルへの影響も大きいもの。できるだけストレスを減らし、快適な生活を送れるよう、治療は積極的に受けるとよいでしょう。婦人科あるいは女性泌尿器科の専門医のいるところをお勧めします。

眠りが浅い、寝つきが悪い「睡眠障害」

睡眠障害はこの年代に多いトラブルです。寝つきが悪かったり途中で起きたりで、眠りは確実に浅くなります。充分に睡眠時間がとれないため、体調も悪くなります。また、特徴的なのは、寝汗をかいてびしょびしょに濡れてしまい、目が覚めるというパターンです。更年期特有の発汗が眠りの質を低下させてしまうのです。これはエストロゲン低下というよりも、自律神経の失調がおおもとです。睡眠薬をうまく使って、睡眠の質と時間を確保している人も多いようです。

ただし、「睡眠薬を飲まなければ眠れない」と思い込んでいる人も、実は多いです。薬には「プラセボ効果（偽薬を飲んで効果が出る）」というものがあります。実際に、有効成分などが入っていない、ただのビタミン剤を渡して「これでよく眠れるようになりますよ」と伝えると、「驚くほどよく眠れました！」という人が多数いるのです。つまり、「思い込み」が大切という話。特に、女性は思い込みが強い傾向があります。「その気になること」がいかに大事か、痛感することも多いです。

睡眠薬に頼りすぎるのもあまりよくありませんが、飲むなら「少量」「眠れないとき限定」に調整しましょう。むやみに大量の薬を毎日飲むのは避けたいところです。

突然発症する免疫系の不調「花粉症・自己免疫疾患」

エストロゲンは体の免疫機構にも深く関わっています。感染から身を守るだけでなく、過剰な防衛反応や免疫機構の誤作動が起こらないよう、働いているのです。また、自律神経の失調が免疫機構を崩してしまう可能性もあります。つまり、40代には免疫系のシステムがおかしくなりやすいということです。

今までアレルギーに無縁だった人が、突然花粉症を発症するケースもあります。あるいは、リウマチなどの自己免疫疾患になってしまう人もいます。

大切なのは、更年期をベースにこうした病気が起きている可能性もあると知ることです。もちろん個別の症状に対応する治療法もありますが、女性ホルモン低下や自律神経の失調が土台になって起こっていることも多いのです。更年期を終えるとその症状がまったくなくなる人もいますので、やはり婦人科医に診てもらうことが大切です。

心がつらい、苦しい「メンタル編」

40代には、体の症状に加えて、心も激動期を迎えます。不安定な精神状態になるため、「性格が変わった」と思われる人も非常に多いのです。周囲の理解がなければ、さらに孤独感も加わり、心を弱らせてしまいます。

これは当然といえば当然のこと。そもそも体調が悪いと、明るい気持ちでいられなくなるもの。よっぽど鈍感でない限り、体の不調は心の不調にもつながるのが当たり前です。自分では気づきにくい、メンタルの症状は「こんなことが起こりうる」のだと知っておくことも大切です。

イライラする

些細《ささい》なことに腹が立ったり、目くじらを立てるようになります。人に八つ当たりしてしまったり、カーッとなって感情を抑えられなくなります。もともと怒りっぽい、感情的になりやすい人だけでなく、普段はおとなしくて冷静な人でも、まるで性格が変わったようにヒステリックにイライラすることがあるのです。

ただし、このイライラは単体で起こらないのが特徴です。イライラしたあと、必ず落ち込む。イライラと落ち込みはセットなのです。

落ち込む・自分を責める

人に八つ当たりしたり、感情的に爆発したあとで、必ず襲ってくるのは「自己嫌悪」です。感情をコントロールできなかった自分を責め、恥ずかしさやきまりの悪さで自分を責め、どーんと落ち込んでしまうのです。

ケーススタディ

「職場で感情が高ぶって……」

Fさん（50歳）はとても穏やかな女性です。職場でも責任ある立場を任され、部下からも上司からも信頼が厚い人格者でした。ところがここ数年、自分でも感情を抑えられなくなる場面をいくつか経験したそうです。部下の話を上司に報告しているうちに、感情が高ぶって大声で泣き出してしまったのです。

普段は温厚なFさんがそんな状態になったことで、部下も上司も気を遣ってくれるようになったそうですが、Fさんにとっては最悪の状況でした。気を遣われれば遣われるほど落ち込んで、自分を責めてしまう。あとになって「恥ずかしくて、会社にもう行けないなと思った」と振り返ります。理解ある女性上司のおかげで、今はホルモン補充療法もはじめて落ち着いてきたようです。

激高したり、ヒステリックになる女性を「あの人は更年期だから」と揶揄《やゆ》したり、敬遠する人も多いかもしれません。でもそういわれている本人は、陰で自分を責めて苦しんでいる、という現実も知っておいてほしいのです。

くよくよする・涙もろくなる

「更年期は負の感情のジェットコースター」と表現する人もいます。怒ったり泣いたりと常に感情が乱高下し、周囲の人から見れば普通ではないと思われてしまいます。

怒りの発火点は人それぞれですが、患者さんの診察をしていて気づくのは「涙腺が弱くなる人が多い」という点です。診察は普段の生活や人となりを知るために、カウンセリングにじっくり時間をかけます。自分の話を聞いてもらえる安心感もあるのか、話をしているうちに目が充血してきて、涙があふれ出してしまうようです。大泣きするのではなく、堰《せき》をきったように涙が流れ出す人が多いです。

もともと涙もろい人はさらに拍車がかかるようです。映画を観ていて、誰も泣かないようなところでひとりだけ涙が止まらなくなったりするという人もいます。

うつっぽくなる・やる気が出ない

特にアクティブだった人、明朗快活だった人が、更年期に入ると性格がまるで変わったようにネガティブになる傾向もあります。強気で勝気だった人が「もう私もダメだから」と弱気な発言を漏らしたり、いつも飛び回っていたような人が休日は家にひきこもるようになったり。

体力が落ちると気力も落ちます。それは当然のことですが、やる気が出なくなってうつっぽくなると、「心療内科に行ったほうがいいのかも」と思ってしまうようです。また、周囲もうつ病ではないかと心配して、受診を勧めたりもします。更年期の可能性を疑って婦人科や更年期専門外来へ行ってほしいのですが、最初に精神科や心療内科に行ってしまうと、必要のない薬を処方され、薬漬けになってしまう危険性もあります。

というのも、更年期の一時的な抑うつ状態と、うつ病の見極めはとても難しいからです。もちろんこの時期特有の精神状態を理解している医師であれば、女性ホルモンの低下を疑い、きちんと対処してくれますが、そうでない例も多いのです。

心の症状も人それぞれで、多様な症状が現れますが、概してネガティブな方向に走りやすいものです。それが人間関係に亀裂を生んでしまうことも少なくありません。

人間関係がうまくいかなくなる「ソーシャル編」

フィジカル、メンタルの症状が重なってくると、今度は人間関係に影響を及ぼしてしまうケースが増えてきます。職場の人間関係や友人関係、家庭内の問題など、より深刻な状況を招くこともあります。

被害者意識や他罰感情にとらわれる

これもイライラの延長上にあることですが、「私は悪くない」「この人のせいだ」とネガティブに攻撃性をまとってしまうことも。悪い思い込みが強くなりすぎて、怒りの矛先《ほこさき》を人にぶつけてしまう人も少なくありません。

その結果、仕事上のトラブルに発展し、責任をとって降格させられる、というケースもあります。自分でもコントロールできない感情の負のスパイラルで、せっかくのキャリアをフイにしてしまう可能性もあります。

また、仲のよかった友人との間に亀裂が入ることも。相手が年下だったり、更年期に理解のない相手だったりすると、さらにその溝が深まってしまうこともあるのです。

ケーススタディ 「親友と疎遠に……」

Jさん（50歳）には10年来の親友がいました。親友は40代前半で、Jさんの体調不良や不安定な精神状態を「更年期」だとわからなかったようです。きっかけはJさんが家族に関する愚痴を相談したときのこと。親友は「気にしすぎだよ」といつものようにさらっと受け流したそうで、Jさんは「私がこんなにつらい状況なのに、なんて能天気なことを！」と怒り心頭に。「理解の足りないあの子が悪い！」の一点張り。結局、今は没交渉だそうです。

でもJさんも薄々気づいているようです。これが更年期なのだと。その親友もあと数年すれば、理解できるようになるはずです。時間がたてば、お互いにやわらかくなって、何かのきっかけでまた仲良しに戻れるのかもしれません。

自分が更年期、相手が更年期。タイミングはいろいろですが、友人と疎遠になってしまう話もよくあることです。自分がどっちであれ「距離をおく」ことも実は大切。冷静になって、時間がたてば、お互いの歩み寄りや気遣いが生まれてくるでしょう。

感情の抑制がきかず、暴力的に

これは決して他人事と思わないでほしいのですが、夫や子供に手を上げてしまう女性も少なからずいます。モノを投げつけたり、叩いたりと、暴力的な行動に走ってしまう人もいます。これこそ「負の感情のジェットコースター」の最たるものです。

暴力的でなかったとしても、家族と大喧嘩して、バトル状態に陥る人も多いのです。母親の更年期が息子や娘の思春期と重なるという組み合わせは、多々あります。さらに仕事ばかりで家庭を顧みない夫がいれば、夫に対しての不満や怒りも爆発しやすくなります。夫は夫で、妻の尋常ではない精神状態を見て、あわてふためきます。そこで「精神科へ連れて行かなければ」と思ってしまうケースも多いようです。

ケーススタディ

「心療内科に連れて行かれて……」

Aさん（50歳）は20代で結婚し、ふたりの子供を育ててきた専業主婦。夫は大企業に勤める会社員で、多忙で家に帰らない日もしばしば。子育てはすべてAさんに任されていました。ここ数年、体調不良と感情の高ぶりが重なり、つい子供に怒鳴っている自分に嫌気がさしていたAさん。娘も反抗期のまっただ中。あまりの口ごたえに怒りが爆発したAさんは、手を上げかかってしまったそうです。それを知った夫に心療内科へ連れて行かれたそうですが、幸運なことに、その医師は更年期に理解がある人で、「奥様は更年期です、ご主人の協力が必要ですよ」と説明してくれました。それ以来、夫は仕事量を減らして、家事と子育てに協力的になったそうです。

これは非常に幸運な例です。夫の理解は必須なのですが、たいていは無理解・無神経。最悪の状態になり、更年期が原因で離婚になるケースも世の中にはたくさんあるのです。多発している熟年離婚は、その恨みがベースにあるのかもしれません。

5章
CHAPTER 5

40代からは忙しい！
ライフイベントの重なり
——不調を重くする背景

◇◇◇◇

40代は女性として成熟した「マチュア」世代……
といいたいところですが、
実はこの時期は「正念場」でもあります。
その背景を探ってみましょう。

「抗わない」ことが大切

今、まさに40代の変動期を迎えている女性、そしてここ数年以内に更年期を迎えようとする世代は、いわば「バブル世代」の女性たちです。「バブルの恩恵に授かりました」という世代と、「私はバブルの甘い汁なんて吸っていません!」という世代が混じってくる頃です(45〜55歳を想定しています)。

この世代に特徴的なのは、「年齢と闘ってしまう」こと。若い頃から頑張ればそれなりになんでも手に入った世代であり、努力がきちんと評価につながる時代を過ごしています。「やればできる」が基本方針で、頑張って抗《あらが》おうとしてしまうのです。

たとえば美魔女だってそうです。どうしても老化を受け入れられず、年齢に抗って生きようとします。基本的に年をとる自分が許せず、更年期も「私は気持ちが若いから、セルフケアで乗り切れるはず」と無駄に抵抗してしまう傾向があります。

また、キャリアを積んで責任ある立場に立って働いている女性も同じです。男社会でバリバリ働いてきた人ほど、「体調不良ごときで休んでいられない」と頑張ってしまいます。体調が悪い自分を許せないというのです。「自分が怠《なま》けているような気がして。まさか自分がこんな状態になるはずがない、って思うと許せないんです」という女性が実に多いもの。

今の40代、50代は、外見上で、あるいは仕事の上で「ちゃんとしている自分を見せなくちゃいけない」という強迫観念が強いようです。患者さんの中に「更年期って、抗年期と書く方がしっくりきますよね」と話す人がいたのが印象的でした。それくらいみなさん、抗って闘っているようなのです。

実は、40代からの不調は、抗えば抗うほど悪化し、闘えば闘うほどひどくなります。頑張りやさんはショックを受けるかもしれませんが、これは揺るぎない事実です。

今、闘っている人、これから闘おうと意気込んでいる人に、それぞれのポイントも紹介します。ポイントといっても、「これさえやれば解決」という簡単な話ではありません。だからといって、「今さらそんなこといわれても無理」と思い込まないこと。つらい時期だからこそ、自分に優しくしてあげることが大切なのです。

自分のことをあと回しにするクセをやめる

どうしても頑張ってしまう女性、特に子供がいる人に多いパターンがあります。彼女たちの特徴は「自分のことはあと回し」。何よりもまず第一に考えるのは、子供のこと。その次に夫、そして親ときて、自分のことがいちばんあと回しなのです。どんなに体調が悪くても、優先順位を変えようとしません。自律神経の失調は、日常生活に支障をきたすほどつらいはずなのに、それを隠して元気を装ってしまいます。

本来は自分の健康を第一に考えなければ、結果的にもっと大変なことになるのに、優先順位の切り替えができないのです。

たとえば、飛行機の中で何かのアクシデントがあったとき、酸素マスクが降りてきたとします。機内アナウンスでは「まずは大人が装着して、子供を守ってください」となるのですが、日本の女性はまず子供に酸素マスクをあてがいます。「子供が大切なんだから当たり前」と思うかもしれませんが、そこがすでに間違っているのです。

まず大人が安全を確保して、子供を全力で守る。大人が先に体調を崩したら、誰が子供を守るのでしょう。それと同じことなのです。

ポイント――「自分ファーストにしよう」
最優先なのは自分の健康。無理をしない、頑張らないこと。レディファーストで自分ファースト。結果的にそれが自分の健康と家族の幸せにつながります。

ライフイベントは同時多発でやってくる

この年代で自分の健康をあと回しにしていると、次々といろいろなことが起こりはじめます。更年期外来でよくあるパターンを紹介しましょう。

40代後半にさしかかり、自分の体調が悪くなりはじめた頃、子供は中学あるいは高校の受験期を迎えます。塾に通わせるために車で送り迎えをし、受験勉強のための夜食を作り、栄養のある食事をと、お母さんはフル回転で頑張ろうとします。

ところが、子供は子供で思春期&反抗期のまっただ中へ。「お母さんありがとう」のひと言もなく、何を聞いても生返事、話をしようにもスマホに夢中で聞く耳持たず。子供が心配で仕方ないお母さんは、「私が頑張らなくちゃ」と余計に張り切ります。夫に相談してもこちらはこちらで生返事。「そういうのは母親の仕事だろう。俺は仕事で疲れてるんだから」と頼りになりません。

遅くまで外出して家に戻らない子供たち、子育ても家事も一切協力してくれない夫。話もしてくれなければ、こちらの話を聞いてくれることもない。イライラが募り、ストレスが澱《おり》のようにたまっていきます。それでも自分がなんとかしなければ、と心を奮い立たせますが、心配事とイライラで、夜もなかなか眠れなくなっていきました。

そこに、義母が認知症ぎみだという連絡が入り、「施設に入れる・入れない」で、夫の兄弟たちがモメはじめます。最近は頭痛やめまいも起こり、立ち上がれないほど悪化しています。急に暑くなったり寒くなったりで、動悸《どうき》がするようにもなりました。

そして夫がいい放ちます。「俺が長男だから、おふくろを引き取ることにしたよ。

あとはよろしく」と。家事に子育て、さらには義母の介護まで押しつけられ……。もう限界。こんなに頑張っているのに、誰も認めてくれない。自分はいったいなんのために生きているのか。私は必要ないのではないか。もう生きているのがつらい……。

そんな地獄を想像してみてください。ただでさえ体調が最悪のときに、人の面倒など見ていられません。ところがこの年代は、こうした家族の問題が勃発しやすい時期でもあります。自分が40代、50代ということは、それに伴うライフイベントが同時多発で起こる確率が非常に高いのです。

このパターンのほかにも、「家族や身近な人の死」「夫のリストラ」「夫の定年」「子供の独立・結婚」「離婚」など、ストレッサーになるライフイベントは多々あります。体調も気持ちも不安定な時期に、これらを乗り切れる自信がありますか？

ポイント　「できないことはできないと宣言する」

「私がやらなきゃ」という考えを捨てましょう。家事も子育ても、できないことはできないと宣言してください。家族はそこから強く結ばれるはずです。

夫との関係が浮き彫りになる時期

実は、夫の存在が妻の症状を悪化させるケースが多々あります。よくあるふたつのパターンを紹介しましょう。

ひとつめは、女性の体の変化にまったく理解がない夫のケースです。ある日突然、妻が体調を崩すと、たいていの夫は「どうしたんだ？　病院へ行け」といいはじめます。妻も妻で「こんなことで病院になんて行きたくない」あるいは「更年期だなんて思いたくない」と拒みます。すると夫は夫でイライラして、「なんで病院に行かないんだ？　病気じゃないなら飯作れよ」とキレはじめます。妻の女心としては、心配されたい、気を遣ってほしいと思っているのに、逆効果です。

理解ある夫であれば、ここで「調子悪いなら今日は夕飯作らなくていいよ。たまには外食しよう」などと気遣いをするでしょう。ところが、多くの男性は女性の体のつらさがわかりません。無粋かつ無理解で、キツイ言葉を発していきます。「いいよな、専業主婦は。三食昼寝つきで」「俺の稼ぎでこうして怠けられるなんて幸せだよな」……こうなると、妻は余計に傷つき、症状がどんどん悪化してしまうのです。

もうひとつのパターンは、夫が年上で定年を迎えるケース。10歳以上年の離れた夫婦も少なくありません。夫の定年と妻の更年期が重なることも多いのです。

子供たちは巣立ち、毎朝お弁当を作らずにすむ生活。やっと穏やかな毎日をすごせると思っていた矢先、夫が定年を迎えます。会社人間だった夫には親しい友達も少なく、これといった趣味もなく、朝昼晩と一日中家でごろごろしています。

その夫が、朝ご飯を食べ終わった途端に「昼飯はなんだ？」と聞いてきます。今までは自分ひとり分でしたから、お昼は残り物ですませていたので、献立なんて考えていません。さらに昼食を出したら出したで、「晩飯はなんだ？」。適当な食事を出そうものなら機嫌が悪くなり、文句をいわれます。料理が得意でない女性なら、苦痛以外の何物でもありません。「私はあなたの飯炊き女じゃない！」といいたくもなるでしょう。

でもこれが現実。更年期を迎え、月経が不順になっているだけでも憂鬱なのに、毎日うっとうしい夫の世話をしなければいけない……。そのほかにも症状があれば、悪化しないはずがない状況です。

ポイント―「夫の自立と自分の独立、夫婦の役割分担を」
老後は長いです。あと30数年も夫の世話を続けられるのか、考えてみてください。ある程度突き放して役割分担しましょう。お互いの自立と独立を話し合う時期です。

子離れできない親・夫がいらない妻

少子化が進み、子供を第一に（過保護に）考える親が増えています。その結果、子離れできない親も増えているようです。子供ではなく、親の方が離れられないのです。

ある女性は、ひとり娘が無事に独立し、地方勤務となった頃にちょうど更年期を迎えました。抑うつ状態で家から出られなくなったといいます。娘の成長を生きがいにしてきた彼女は、何をするにも娘に寄り添って生きてきました。どこへ行くにも送り迎えをして、毎日学校から帰ってくるのを待ちわびる状態。高校受験も大学受験も娘とともに出かけ、試験会場の近くで待つ。入学式も卒業式もすべて出席。本来なら娘の独り立ちを喜ぶべきところを、彼女はさめざめと泣きながら語ります。
「娘がいなくなったら張り合いがない。夫はいることはいるけど、話すことなんて何もありません。毎日さびしくてつらくて……」

これは更年期に加えて、「空《から》の巣症候群」ともいいます。心血を注いで育ててきた子供が巣立っていくと、まるで燃え尽きてしまったようにうつ状態になる親の状態を、雛《ひな》が巣立ったあとの親鳥にたとえた言葉です。

彼女の人生にとって、夫の存在感がほぼゼロというところが問題です。人生の伴走者として選んだはずの夫が視界に入らない状態なのですから、この先、老後の長い人生をどう過ごしていくのでしょうか。もちろん離婚するだけの経済力や胆力があれば、とっくにしているでしょう。こうした状況になってしまう人は、離婚したくてもできないのです。あるいはそこまでするつもりもないけれど、ストレスがたまって爆発寸前、症状もひどくこじらせてしまうというパターンが多いのです。

子供はいつか巣立つもの。子供や夫に頼らない・依存しない、自分の人生を考えてほしいのです。子離れできなくなりそうなお母さんは、実は若い世代にもたくさんいます。「子供さえいれば夫なんかどうでもいい」というお母さんがとても多いのです。

40代は、子供や夫、親など「家族との関係性」を見つめ直す時期でもあり、自分の人生の後半戦をどう生きていくか、真剣に考えるときでもあります。今までの家族の在り方が大きく変わり、岐路を迎えるときでもあるのです。

ポイント―「自分自身の人生をスタートさせる」

子供といっても、ひとりの人間、立派な大人です。40代からは自分自身の人生のスタート地点。あと数十年、子供とは別の人生プランを考えはじめましょう。

キャリアゆえの重責

結婚して子供がいる専業主婦の話をしてきましたが、働く女性にはさらにのしかかる重責があります。「仕事と家庭の両立」に加えて、「自分の体調管理の難しさ」を経験することになるのです。

今まで無意識にこなしてきた雑務でも、凡ミスをするようになってきます。集中力や記憶力にも衰えを感じる日々で、自信を失っていくのです。プライドを持って頑張ってきたからこそ、人に助けを求められず、人に任せることもできず、すべてを背負いこんでしまう傾向もあります。

この世代のキャリアウーマンの典型的なパターンは、「休まない・休めない・休むのは敗北」などと思い込んでいるところです。仕事を休んでくださいといっても、ほとんどの人が聞き入れません。今までのプライドとキャリアがそれを許さず、「こんなはずじゃない、私はもっとできるはず」と頑張ってしまうのです。

「風邪をひくのは気合が足りないから」という昭和の根性論をまともに受けて育った世代ですから、そう簡単には変わらないのでしょう。風邪をひくのはウイルスのせいです。そして、更年期の症状は女性ホルモン低下のせいです。自分の努力が足りないせいでもなんでもないのに、自分を責めてしまうのです。

ポイント――「頼む・任せる・引いてみる」
自分がいなくても仕事は回っていくものです。部下や上司に預けてみるのもひとつの手。思った以上に部下が成長していることに気づくかもしれません。

シングル女性にも不安感

独身で更年期を迎える女性も増えています。結婚していようがしていまいが、子供がいようがいまいが、更年期は誰にでも平等に訪れます。夫や子供との関係性でストレスをためる人が多く、症状が悪化しやすいといいましたが、では独身女性はその分のストレスがかからないからラクなのではないかと思うかもしれません。確かに、うっとうしい夫や、いうことを聞かない子供がいない分、肩の荷は軽いでしょう。でも、「健康不安」「老後の不安」「経済的な不安」などは常について回るものです。

シングルということは稼ぎもシングル。日本の女性は賃金も安いので、経済的な不安がない人はほんのひと握りです。「病気になって仕事ができなくなったらどうしよう」という漠然とした不安と常に闘っているはずです。賃貸の家に住んでいると、この先ずっと借り続けられるとは思えず、住居がなくなる不安もあるでしょう。家を買ったら買ったで、「ローンをこの先払い続けられるだろうか」と不安がよぎります。

さらに、親の病気や介護などは、独身女性にとってより切実な問題となるでしょう。ほかに協力しあう兄弟姉妹がいればいいのですが、ひとりっ子だった場合、負担は大きくのしかかります。仕事をしていれば介護に専念はできず、かといって介護を人に頼むにはお金が必要です。これらの不安を払拭《ふっしょく》できるほど貯蓄のある人は、ほとんどいないといってもいいでしょう。

こうして、常にのしかかる不安感とプレッシャーは、更年期の症状を重くする可能性大。不調のオンパレード、感情のジェットコースターを乗り切るには、相当強いハートが必要なのです。

ポイント――「男性任せではない人生に自信を持つ」

男性に振り回されない人生を勝ち取った自分をほめてあげましょう。ポジティブに考えていく心のクセをつけ、不安を自信にシフトしていくことが大切です。

性格や考え方のクセも実は大きな要素に

症状を重くする背景には、もうひとつ非常に大きな要素があります。それはやはり「性格」です。ものの考え方やとらえ方、心のクセなども影響します。

たとえば、特徴的な症状である「ほてりやのぼせ、発汗」に対しても、そのとらえ方は人それぞれです。

「こんなに真っ赤になって汗かいて恥ずかしい」「髪型もぺしゃんこ、メイクは崩れているし、女としてこんな姿を見せられない！」とネガティブにとらえる人もいれば、「汗をかくだけですむんだったらラクだよね、拭けばいいんだもの」「ほてってのぼせて汗かいたら、少しはやせるかしら（笑）？」と、底抜けに明るくポジティブにとらえる人もいます。受け止め方ひとつでこれだけ違うのですから、ポジティブになったもの勝ち、なのかもしれません。

子離れできない親が更年期症状を重くしてしまう一方で、こんな人もいました。

50歳で更年期まっただ中の女性がクリニックに来ました。通常、この時期の女性の場合、家庭環境や現在の心境、体調不良がどんな症状で現れているのかなどを聞いているうちに、ボロボロと泣き出したり、感情をコントロールできなくなってしまうものです。ところが彼女は快活そのもの。息子さんが就職して、大阪へ行ったそうです。

「先生、もう万々歳ですよ！　息子が出て行ったから、あのくさい部屋を掃除しなくてすむんです」「バカのひとつ覚えのように『メシ、メシ、メシ』と要求する息子がいなくなって、本当にせいせいしているんです」「息子の世話とおさんどんから解放されて、本当に幸せ。これから私の第二の青春がはじまるんです」「え？　更年期の症状？　ま、ちょっと汗かくけど、しょうがないよね」

逆に、なぜ受診したのか知りたいほど、更年期を悩んでいない人でした。実際にはのぼせ・ほてり・発汗はあるのですが、本人のとらえ方がこうなのです。症状を抑える治療が必要ないケースも、実はあるのです（レアケースではありますが……）。

ネットやクチコミを信用する危うさ

更年期外来を受診する女性に限らず、今どきはみなインターネットの情報に振り回されています。その情報は、医療従事者でもない、どこの誰かもわからないような人が発信していることも多く、医学的な根拠もまったくありません。ところが、この根拠なきクチコミ情報を頭から信じ込んでしまう人が多いのです。

「ネットに書いてあったんですけど……」という言葉は、診察時に頻繁に聞く言葉です。医師の説明よりもネットの情報を信じてしまうリテラシーのなさに愕然《がくぜん》とします。

ただし、気持ちはよくわかります。自分ではコントロールできないホルモン低下に、不安感が強くなり、わらにもすがる思いでネット検索をするのでしょう。人に聞きづらい、話しにくい内容でもありますから、匿名性のネットの世界に心救われる感覚があるのかもしれません。もちろん、嫁姑問題や家族に関する愚痴など、ストレス解消のはけ口としては、ネットの世界も有効かもしれません。ただし、医療健康情報に関しては、クチコミほど無責任なものはありません。健康相談は専門医にするべきです。

また、お友達の体験談や言葉を完全に信用しきっている人もいます。「友達がサプリメントで症状が軽くなったっていってましたから」と。友達の症状が軽くなったことは否定しませんが、それが万人に効果があるとはいい難いです。更年期は千差万別・十人十色で、同じ症状・同じ背景・同じ環境にいる人などほぼいません。

ポイント――「あなたにはあなたの更年期がある」

人から聞いた話やネットの情報はあくまでケーススタディ。人それぞれの更年期があり、そのつらい症状を改善するサポーターは専門の婦人科医です。友人や見ず知らずの匿名の人は、決してあなたを救ってくれません。

「～であるべき」という呪縛

真面目で完璧主義の人ほど、「こうあるべき」にとらわれがちです。その思い込みどおりにいけばよいのですが、人生はそう甘くありません。実現しないと、余計なス

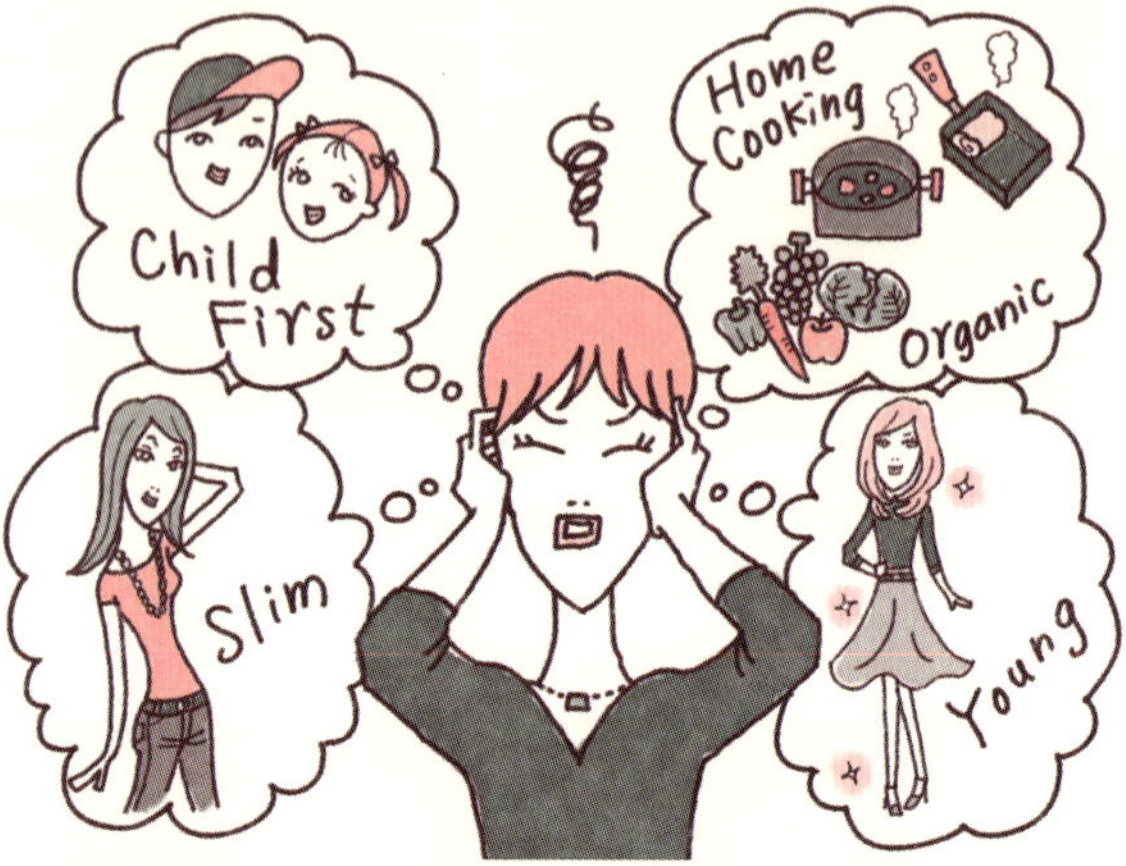

トレスがかかり、心に負担をかけることになります。

「女は若くて、キレイで、かわいらしくあるべき」

「女は細くて、肌は白くあるべき」

「母親は子供を第一に考えるべき」

「食事は手作りで愛情をかけるべき」

「添加物はダメ、オーガニックにするべき」

「いついかなるときもきちんとするべき」

女性は「女であるべき」「妻であるべき」「母であるべき」と常にさまざまな強迫観念を自らの心に背負い込んでいます。なんと呪縛の多いことか。ここに羅列したものを見るだけでも疲れるのに、これを無意識のうちに自らに課しているのです。

理想の自分、あるべき姿を追い求めすぎる心のクセは、不調をよりひどく悪化させてしまいます。

ポイント ――「『～あるべき』を『～しなくていい』に替える」

自分が思う「～あるべき」の頭に、「40代からは」と入れてください。そして語尾を「～しなくていい」に替えてみましょう。すべて「40代からは～しなくていい」とゆるめてあげるのです。

COLUMN

4

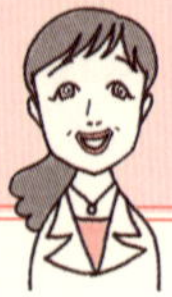

毒母にならないよう子離れを

子供に対して過干渉の母親を「毒母(毒親)」と呼ぶそうです。母親の言葉は無意識のうちに「呪縛」になってしまうもの。たとえば、「つまらない男にひっかからず手に職を持て」という教育ママに育てられ、必死に頑張ってきたのに、30歳を超えたあたりから「結婚はまだ？　孫の顔が見たい」といわれたり。母親は自己実現できなかったことを娘に託したり、過剰な期待を寄せたりしてしまうことがあります。お互いに子離れ、親離れしていれば、こうはならないはず。毒母に苦しんだ人は、自分が毒母にならないよう、子供への過保護＆過干渉をやめるべきでしょう。特に40代からは子離れのチャンス。自立した親子関係を築くことが不調軽減の秘策になるかもしれません。

6章

CHAPTER 6

不調期を快適に過ごす・乗り切るために
――治療の実際

◇◇◇◇

更年期専門外来で行う治療には主にふたつ。
カウンセリングと
ホルモン補充療法（ＨＲＴ）です。
40代こそ、信頼できる婦人科医と出会うチャンスです。

かかりつけの婦人科医を見つける

本来は、女性は月経がはじまったら、かかりつけの婦人科医を見つけておいてほしいものですが、今からでも遅くありません。月経トラブルから妊娠・出産、更年期、そして老年期まで女性の人生に伴走してくれるパートナードクターがいると安心です。「そんなこと今さらいわれても……婦人科は苦手だし、内診はイヤだし……」という人も、ちょっと角度を変えて考えてみてください。40代、50代の今だからこそ、かかりつけの婦人科医を見つけるチャンス、としましょう。

人生は80年。更年期が50歳でくるとしても、残り30年もあります。女性ホルモンが分泌されなくなる老年期を快適に過ごすためにも、パートナードクターが必要です。性感染症や子宮の病気、妊娠や出産のときだけに婦人科へ行くと考えている人も多いのですが、婦人科医はもっと身近な存在です。女性ならではの悩みを聞いてくれるのが婦人科医なのです。もちろん、人間ですから相性もあると思います。不安定な時期だからこそ、自分に合う医師を見つけるチャンスでもあります。今後の人生に寄り添ってくれる医師に出会えれば、残りの人生30～40年を安心して過ごせるはずです。

女性医療に力を入れているクリニックを

いい医師と出会うポイントは、女性医療に理解のある医師を選ぶこと。クリニックのホームページなどをチェックしてみてください。不妊治療を専門としているところもあれば、思春期の月経トラブルをメインに若い女性向けをうたっているところ、また更年期専門の外来もあります。いずれにしても、相性が合うことが大切です。

更年期の治療法はひとりひとりの性格や環境、背景に合わせて、オーダーメイドでサポートしていくものです。この章では実際に婦人科で行っている治療法を紹介していきますが、土台にあるのは「薬物療法」です。セルフケアではどうにもならない不調を改善するためには、薬の治療がメインとなります。多くの女性が「我慢しないでもっと早く受ければよかった」と体感する治療法なのです。

女性ホルモンの急降下を緩やかにする「ホルモン補充療法」

更年期治療の中心は「ホルモン補充療法」です。英語で「Hormone Replacement Therapy」の頭文字をとって、HRTと呼びます。これは女性ホルモン分泌量の急激な低下を防ぐために、ごく微量のホルモン剤で補ってあげる治療法です。

日本ではなぜか「ホルモン剤は副作用が怖い」という印象を持つ人も多いのですが、HRTは副作用のリスクを最低限に抑えて、高い効果を発揮する「最小有効量」が基本です。確かに、HRTが受けられない人はいます。主に、乳がんや子宮体がん、心筋梗塞《しんきんこうそく》や脳梗塞などの病気になったことがある人です。ほかにも肝障害や血栓症などの病気がある人など、条件はいくつかありますが、非常に限られた人です。もともと健康な女性の多くはHRTを受けることができます。

基本的には、問診と血圧測定で開始可能です。ホルモン値を測る場合は血液検査を行います。単純に「怖いイメージ」があるだけでHRTを拒んで、不定愁訴《ふていしゅうそ》に10年近く悩み続けるのもつらいもの。もちろん人それぞれの考え方がありますので、医師も無理強いは決してしません。

ただし、意外と多いのは、「もっと早くはじめればよかった」という声。はじめはHRTを拒んでいた人がセルフケアではどうにもならなくなり、症状がひどくなってからHRTを受けはじめると、数年悩まされていた症状が劇的に改善するケースです。

もっとも著効性があるのは、三大症状「のぼせ・ほてり・発汗」です。HRTを開始して、1〜2週間で劇的に改善します。「何年も悩んでいたのが嘘のようにピタッと止まった」と表現する人もいます。

HRTは保険適用の治療法で、症状がある人、女性ホルモン値が閉経に近い人、閉経後の女性が対象です。1か月分の費用は約2000〜3000円（薬の組み合わせや治療を受ける医療機関によって異なる）です。

では実際にどんな治療なのか、簡単に解説していきましょう。

塗り薬（ジェル剤）・貼り薬（パッチ）・飲み薬を使い分ける

ホルモン剤の剤形は3種類あります。腕や太ももに塗るジェル状の塗り薬、おなかに貼りつけるパッチ剤、そして飲む内服薬です。ジェル剤はエストロゲン単体を補充するものですが、パッチ剤と飲み薬には、エストロゲンとプロゲステロンの両方を配合したものもあります。

製剤の違いに効果の差はありませんが、使用方法が異なるため、その人の性格などを考慮して、ひとりひとりに合うものを処方します。

ジェル剤はもっとも手軽で人気の高い薬です。ただし、成分の中にアルコールも含まれているので、ヒヤッとする感覚が苦手な人、アルコールにアレルギーがある人にはパッチ剤を勧めます。毎晩、お風呂上がりに腕や太ももに塗って使います。スキンケア感覚で使えるところが人気のようです。

パッチ剤はおなかに貼り付けておくだけ。貼り替えるサイクルは薬によって多少異なりますが、2〜3日おきに交換するものが主流です。ただし、貼付剤がついているので、皮膚がかぶれやすい人には勧めません。また、汗をかいてかゆくなりやすい人には、ジェル剤を勧めます。

ジェル剤かパッチ剤で、使い勝手のいいものに途中で切り替える人も実は多いです。また、汗をかく夏場はジェル剤、冬はパッチ剤など季節でスイッチする人もいます。

内服薬もありますが、最近ではジェル剤やパッチ剤の「経皮吸収系」を勧めることが多いです。内服薬は血栓症のリスクが若干高いため、第一選択としては経皮吸収系なのです。ただし、皮膚が弱い人や敏感な人には内服薬を勧めます。

また、エストロゲン単体のジェル剤やパッチ剤の場合は、プロゲステロンの内服薬を併用しなければいけません。エストロゲンだけを補充していると、子宮内膜が厚くなって出血を起こしたり、子宮体がんのリスクを上げてしまうからです。エストロゲン単体でOKなのは、子宮筋腫などの手術で子宮を摘出した人のみです。

併用が面倒くさいという人には、エストロゲンとプロゲステロンを配合したパッチ剤や内服薬を勧めます。このパッチ剤は楽ですが、やや不正出血が多いという面もあります。また、内服薬はややリスクも高く、血圧が高い人には処方していません。

基本的には、閉経前の人、閉経して間もない人には「周期的投与法」という方法を勧めます。ジェル剤やパッチ剤を毎日使い、月に7~10日間はプロゲステロンの内服薬を飲んで、薬を飲み終えると月経のような出血が起こります。このサイクルを毎月続けていきます。

ちょっと複雑で面倒くさそう、と思う人もいるかもしれませんが、更年期専門の婦人科医は、問診の段階で患者さんの性格をある程度把握します。そこで、ズボラで面倒くさがりの人、真面目できっちりしている人、不安が強い人など、その人に合わせて、HRTもさまざまな組み合わせを提案するようにしているから安心です。

使い方の注意点

勘違いする人が多いのは、ジェル剤の使い方。決められた分量を塗るのが基本ですが、「多ければ多いほどいいのでは」とたくさん使う人もいます。これは絶対にNG。HRTは最小有効量が基本です。倍量塗っても効果が倍になるわけではなく、副作用のリスクを高めるだけ。決められた量を決められた部位に、が鉄則です。中には、シワがとれると思ってジェル剤を顔に塗ろうとしたり、性器に塗ろうとする人もいます。吸収されないわけではありませんが、アルコールも入っているので敏感な皮膚や粘膜にはよくありません。必ず医師の指示に従ってください。

プロゲステロンの内服薬はいつから飲みはじめるのか、タイミングを忘れてしまうという人も多いものです。面倒くさがりの人や忘れっぽい人には、「毎月1日になったら飲みはじめてください」と提案しています。1日がきたら内服薬を飲みはじめる。そうすると10日前後で出血が起こる、というサイクルです。これなら間違えにくく、忘れっぽい人でも覚えやすいからです。出血の日程をずらしたいときは、1週間ずらして服用をはじめるなど、コツもあります。婦人科医に相談してください。

いつから使う？　いつまで使う？

ＨＲＴは閉経前でも閉経後でも使うことができます。閉経前の場合は、まだ自分の月経も不規則ながらあるため、はじめのうちは出血の頻度が多くなるのですが、すぐに定期的に修正されていくため、慣れていきます。

また「持続的投与法」という使い方もあります。月経のような出血がイヤな人、閉経してから数年たった人には、休薬期間を設けずにHRTを続ける方法もあるのです。

HRTをいつまで続けるかという問題があります。更年期に伴う症状はだいたい50代後半でほぼ治まっていくので、その時点で終了する人もいます。「出血とかがもう面倒くさいからいいです」といって卒業していく人は多いです。

ただし、女性ホルモンが分泌されないことで起こる「萎縮性腟炎《いしゅくせいちつえん》」や「骨粗しょう症」もあり、これらを予防するためにホルモン剤を続ける人もいます。実際に、80代の女性でも、「なんだか肌にいいみたいだから」と続けている人もいるのです。

3か月に一度の処方＋年に一度のがん検診を

HRTと絶対に併用してはいけない薬やサプリメントは、ほとんどありません。ひとつあげるとすれば、ハーブのセントジョーンズワート（西洋オトギリ草）でしょうか。ハーブティーなどにもよく含まれているようですが、これには女性ホルモン様の

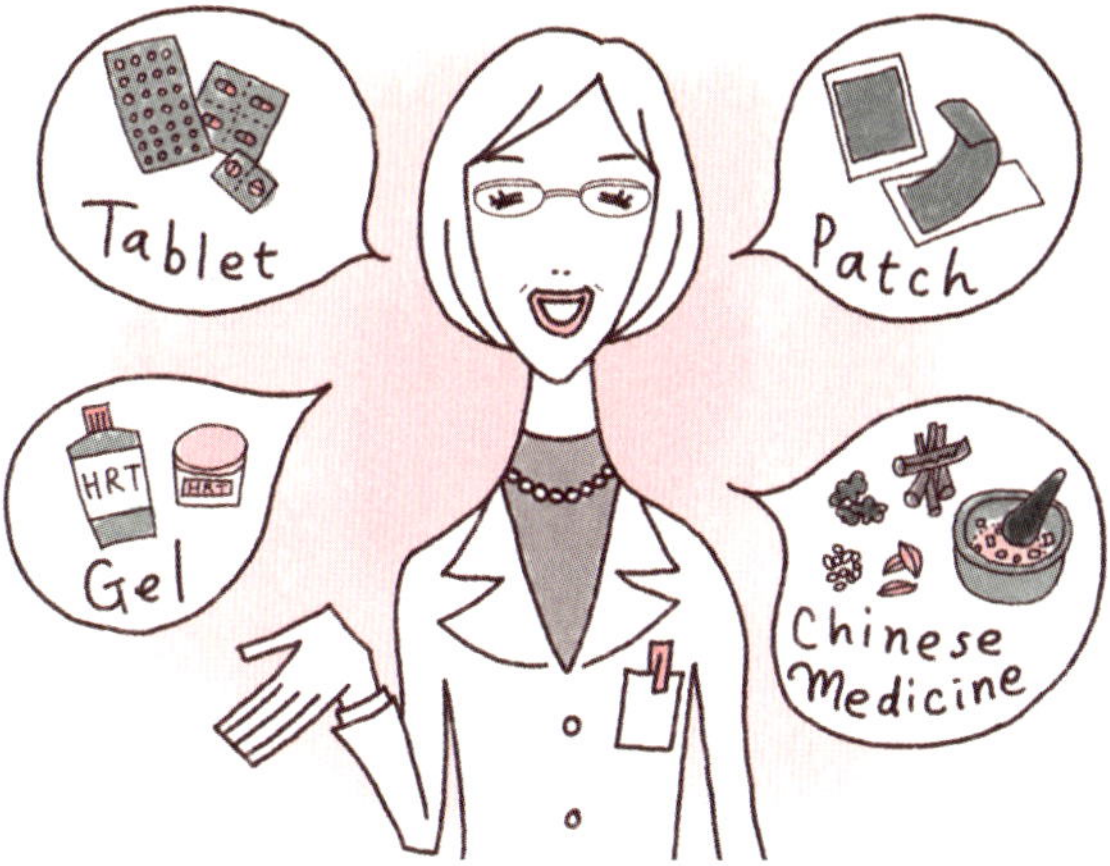

働きがあり、HRTと併用すると不正出血の原因になったりするようです。といっても深刻な副作用が起こるわけではありませんから、あまり神経質にならないことです。

一般的に処方されている降圧剤も抗生物質も併用可能です。

HRTは保険適用薬なので、一度の処方で出せるのは3か月分です。3か月に一度、薬をとりに行くだけで、何か心配なことはそのつど相談すればよいのです。実際には、1か月分の処方を望む女性も多いです。ひと月に一度、婦人科に来て、話をしていくのがストレス解消になるそうです。

ただし、年に一度は、乳がんと子宮がんの検診や簡単な血液検査は必要です。区や市の検診で問題ありませんので、年1回のチェックは欠かさないことです。

自然派の人には別の選択肢も

多くの女性が使用し、更年期症状の解消に役立っているHRTですが、どうしても嫌だという人もいるでしょう。「人工的にコントロールするのが不自然だ」と不安に感じることもあるかもしれません。

もともと薬というのは、使う段階でその効果に懐疑的だと、効果も薄れるといわれています。そういう人が医師から副作用の話を聞くと、副作用が出るに違いないという思い込みが強くなり、医師が話した通りの副作用を訴えることも多いのです。思い込みの強さは時として治療を妨げてしまうこともあります。

特にHRTや低用量ピルなどのホルモン剤に対して、拒否感を持っている人には、漢方薬などほかの治療法も提案するようにしています。

漢方薬で症状を軽減する

HRTのほかに、漢方薬もあります。「冷えのぼせ」のような症状は、漢方薬が効く人にはかなり有効です。ただし、HRTのような著効性は残念ながらありません。意外と多いのは、HRTはちょっと不安だといって漢方薬を使いはじめたものの、あまりよくならないため、途中でHRTに切り替えるというケースです。人それぞれの症状の重さやツラさは異なるので、更年期外来ではさまざまな治療法を提案していきますし、あまり改善が見られない場合は薬を替えるケースも多々あります。

また、乳がんや血栓症系の病気（心筋梗塞や脳梗塞）などを患《わずら》ったことがある人には、HRTが使えないため、漢方薬が第一選択となります。

多くの婦人科で更年期の治療に使うのは「当帰芍薬散《とうきしゃくやくさん》」「加味逍遥散《かみしょうようさん》」「桂枝茯苓丸《けいしぶくりょうがん》」の三大漢方薬です。婦人科全般でよく使われています。

このほかにも、「温経湯《うんけいとう》」「桃核承気湯《とうかくじょうきとう》」「柴胡加竜骨牡蛎湯《さいこかりゅうこつぼれいとう》」なども症状や体質によって処方することもあります。「この症状にはコレ」というよりも、その人の体質や特徴に合わせて処方するもので、数種類を組み合わせることが多いのです。

漢方薬も保険がきく

婦人科で処方する漢方薬は、基本的に保険がききます。生薬《しょうやく》など一部特殊なもので保険適用にならないものもありますが、たいていは保険診療の範疇《はんちゅう》で入手できます。薬の組み合わせによって値段が異なりますが、平均的な金額でいえば、1か月分が約2000〜3000円くらいです。

漢方薬局で処方してもらうという方法もあります。生薬や煎じ薬など、見た目が本格的な漢方薬局は、見るからに効果がありそうなイメージがあるかもしれませんが、漢方薬局では漢方医が処方するため、自費診療となり、保険がききません。1か月分が2〜3万円ということもよくあるようです。

婦人科で処方する漢方薬（エキス剤）よりも効果があるのかといえば、あまり違いはないと思います。煎じ薬などのほうが効き目があると信じている人には、効果も高く感じるかもしれませんが、値段がかなり異なってきますので、まずは婦人科の更年期外来で試してみることをお勧めします。

最近は総合病院や大学病院でも漢方外来があり、保険診療で漢方薬を処方してくれるところが増えています。まずは更年期外来や漢方外来へ行ってみましょう。

市販の薬もそれなりに高い

最近は漢方薬ベースの市販薬も増えています。更年期症状に有効な漢方薬の成分を配合した市販薬は、万人が飲んでも大丈夫、というのが大前提です。つまり、人それぞれの多様な症状ひとつひとつに有効、とはいい難いのです。漢方薬は、本来は症状で選ぶものではなく、その人の体質に合わせて処方されるもの。「この症状に有効」というのは、あくまで薬の成分の話で、あなたに合った薬かどうかはわかりません。

更年期外来でも「市販薬を飲んでいました」という女性が多く来ますが、たいていの人は「飲んでいたけどあまり効きめがなかった」といいます。

また、市販薬もいろいろな製剤を配合しているため、それなりに値段が高いものです。あまり効かない市販薬を飲む前に、更年期外来で保険診療の漢方薬を処方してもらったほうがお財布にも体にも優しいといえるでしょう。

効果が出るまで、目安は1～2か月

漢方薬は、タイプによっては即効性のあるものもあれば、効果を実感するまでに多少時間がかかるものもあります。40代からの不調に関していえば、1週間飲んですぐに症状が消える、というものではありません。目安としては、症状が軽減するまでに約1～2か月。少なくとも1か月は続けてほしいところです。

また、漢方薬は何種類かを組み合わせて飲むケースが多く、基本的には1日3回の服用（2回でもよいのですが）で、何種類も飲むのが面倒という側面もあります。

HRTでも漢方薬でも、毎日のことなので、使用する人の性格や生活習慣の状況なども考慮して処方するようにしています。

睡眠薬や抗不安薬も時には有効

不安や緊張が強い人には、抗不安薬や抗うつ薬を処方することもあります。眠れなくて体力が落ちてきてしまった人には睡眠薬をうまく使ってもらうようにします。ただし、依存性が高い薬もあります。長期間飲み続けると、飲まないときに症状がひどくなるなどの弊害もありますので、あくまで「つらいときだけの頓服薬《とんぷくやく》」として使うように提案しています。

気をつけなければいけないのは、抗不安薬を睡眠薬代わりに使うなど、薬の効果ではなく思い込みで使い続けるケースです。「コレを飲まないと眠れない」というのは、自身の思い込みが強いせいもあります。眠れない場合は睡眠薬を適宜使うべきですし、薬に頼りすぎてしまうのは考えものです。

40代後半からは婦人科へ

更年期を意識する年代の女性は、メンタルの症状が気になる場合、まず婦人科へ行くことをお勧めします。精神科や心療内科でもよいのですが、「女性ホルモンの低下」が原因の可能性を考慮せずに、メンタル系の薬を大量に渡される場合もあるからです。

更年期のメンタルな症状は、その唐突さや激しさから、家族に「精神科へ行け」といわれるケースが多くあります。その症状の根源には女性ホルモンの低下があるにもかかわらず、精神的な薬をたくさん飲むことになってしまい、根本解決になりません。

40代後半からは、「これは婦人科へ行くべきか、精神科へ行くべきか」と悩むようなときは、まず婦人科をファーストチョイスにしてください。また、きちんと話を聞いてくれる更年期外来を選ぶようにしましょう。

心のクセをとる「認知行動療法」や「論理療法」も

40代からの不調の中には、心理学的な療法が有効なケースもあります。自分の考え方のクセ（思考のクセや歪《ゆが》み）を改善していく「認知行動療法」や、イヤな気持ちが出てきたときに前向きな方向へ自分で修正していく「論理療法」などです。このような療法を得意とするカウンセラーがいる機関を紹介されるケースもあります。思い込みの強い人に対しては、逆にその思い込みの強さをポジティブな方向へ導いていく方法です。もちろんこれが有効な人は限られてきますが、薬による治療以外にも症状を和《やわ》らげる治療法はあるのです。

受診の際は健康メモがあるとスムーズ

私は、患者さんの性格やタイプによって、診療の際の口調や説明の仕方を変えています。私の更年期の治療の7割はカウンセリングで、3割が薬という感覚です。つまり、患者さんの話をどれだけ聞くことができるか、その人の性格や背景をどれだけ聞き出して、くみ取れるかが治療の根幹なのです。

とはいえ、この年代の女性は概して「とっちらかっている」のが特徴です。女性ホルモンの低下で体調が悪く、精神的にも不安定で、ストレスを抱えているのですから、それは当然のこと。みなさんがそうなのですから、安心してください。

ただ、話をしていくうちに思いや感情があふれ出してしまい、話が飛んでしまったり、聞きたいことや話したいことがうまくいえなくなってしまうことも多々あります。

ほとんどの女性が今の自分の状態に戸惑っているため、「何から話していいのかわからなくなってしまい、あれこれ話しているうちに話がまとまらなくなる」のです。

可能であれば、受診前に「健康メモ」のようなものを作っておくとよいでしょう。

・ここ半年の月経の状況、最終月経がいつからいつだったか
・過去に受けた手術など　・現在飲んでいる薬や受けている治療など
・今いちばん困っている症状　・この状況をどうしたいのか

などを簡単なメモにして持参します。家族構成や生活状況などの個人情報は、カウンセリングで医師が聞きますので、自分の心と体に関することだけでOK。受診時には検査結果やパンフレットなども、こまめにもらってきましょう。次回受診時に聞きたいことなどをまとめておけば、診察時間を有効に使えます。聞きたいこと、話したいこと、治したい症状はきちんと医師に伝えられるよう、準備しておきましょう。

40代前半の人は低用量ピルという選択肢も

閉経はまだ先でも、月経不順や月経痛などのトラブルに悩まされている人や確実に避妊したい人には、低用量ピルをお勧めします。40代に入ると自然妊娠は難しくなりますが、絶対に妊娠しないとはいいきれません。実際に、国内の統計では40代女性が中絶手術を受ける率は意外と高いもの。完全に閉経するまでは妊娠する可能性は十分にあるのです。

ただホルモン値には個人差があります。40代前半でも閉経に近い数値であれば、HRTを開始してもよいでしょう。そうでない場合や、妊娠したくない人、月経不順がわずらわしい人は低用量ピルで健康管理をするというのもひとつの手です。

低用量ピルは基本的には更年期の治療薬ではありませんが、副効用として女性ホルモンを安定させる効果があります。40代の人が服用すると、女性ホルモンを少量足すことになり、HRTと同様に症状緩和に役立ちます（1か月分で2000～3000円）。

実際に、40代前半から避妊のためにピルを飲み続けていて、閉経になったらHRTに切り替えるという人も少なくありません。女性ホルモンの変動に翻弄されず、自分のライフスタイルを変えずに、上手に付き合っていく人もいるのです。

低用量ピルを飲んでいると閉経になったかどうかわからないので、閉経の診断を受ける際には、1～2週間ほど低用量ピルの服用を停止します。血液検査でホルモン値を測り、もう排卵もなく閉経したとわかれば、HRTへ移行します。

ただし、40代で低用量ピルを使う場合は、血栓症のリスクが高くなります。婦人科医に相談して、慎重に使用することを勧めます。

40代からを快適に過ごすための心構え ポイント9

1 頑張らない、ひとりで闘わない

体調も機嫌も悪くなるのが当然、それが40代です。この時期の最大の特効薬は「頑張らない」こと。家事を休む、仕事を休む、介護を休む。もっといえば、できる上司、できる部下、よき母親、よき妻、よき嫁、よき娘、いい女を休むことです。良妻賢母や美魔女、優等生、善人でいようと頑張るのをやめてみましょう。頑張れば頑張るほど、自分を責めてしまい、心の闇を深くするだけです。自分の体調を素直に受け止めて、弱音をちゃんと吐きましょう。「自分ファースト」を徹底していくことが必要です。

また、「自分でなんとかしなくちゃ」「体調不良ごときで」とひとりで闘おうとしないこと。セルフケアは、更年期症状を前にすると、想像以上に無力です。大豆を食べれば、ザクロをとれば、サプリメントを飲めば……と思わないこと。

40代からの不調改善は、婦人科の更年期外来を受診するのがいちばん近道です。日頃つのる悩みやトラブルは、専門医に相談してみましょう。

2 子供の自立のチャンス！ 家族に「休業宣言」を

中学生以上のお子さんがいる女性は、この時期を「子供が自立するチャンス」ととらえてください。なんでもお母さんがやってくれると思ったら大間違い、掃除も洗濯も料理も、中学生になればある程度できるはずです。自分がラクするため、ではなく、子供が自立するために大切なプロセスだと考えて、子供に家事を任せてみましょう。

そのためには「更年期であること」を家族に宣言してください。「今日からお母さんは家事をお休みします。自分のことは自分でやってください」といってみましょう。これは夫に対しても同様です。

家事全般をすべて任せるのは厳しくても、役割分担を決めてみる、母親業をお休みする日を決めてみるなど、少しでも自分の負担を減らせるよう工夫してみてください。

3 生活のパートナーとの関係性を見直す

女性の体の不調にまったく理解がなく、思いやりや配慮に欠けるパートナー（恋人や夫）に対しては、②の「休業宣言」をするとともに、関係性を見直すことが必要です。

そういうパートナーを選んだ自分自身も悪いのですが、今さらそれを悔やんでもはじまりません。今後数十年もある老年期をこのパートナーとともに暮らしていくのだと考えると、イヤな部分、改善したい部分をお互いに話し合うことが必須です。

もちろん体調も機嫌も悪いうえに、パートナーと大喧嘩するのは相当エネルギーのいることです。自分が無理をしない範囲で、最善策を考えてみましょう。

生活のパートナーは、何も恋人や夫に限ったことではありません。親と一緒に住んでいる人は、老親との付き合い方も考えたほうがいいでしょう。親の面倒は私が見なければいけない、と思っている人は、これをきっかけに介護サービスや施設利用を検討してみてください。

更年期の約10年間はある意味、家族との関係性や人生設計を考え直すチャンスです。心と体に負担のかかる時期だからこそ、できるだけ自分の負担を軽減する方向へシフトすることを考えてみてください。

④ 職場で「更年期宣言」をしてみる

職場の全員に宣言する必要はありません。部署のごく親しい人、仕事でチームを組んでいる人など、近しい立場の人にはそれとなく更年期であることを伝えておくのもよいと思います。「更年期で迷惑かけるかもしれないけどフォローお願いしますね」

と、あらかじめ調子のよいときに伝えてみましょう。何も知らせずに「性格が変わった」などとうわさされるよりも、事前にアナウンスしておけば周囲も協力してくれるはずです。

特に、男性や若い女性には理解が難しいかもしれませんので、真摯《しんし》に伝えておくとよいでしょう。事前にそれとなくいっておけば、パワハラなどのトラブルにも発展せず、理解を深めてもらえるはずです。

5 友達に相談するときには注意を払って

たとえ何十年来の親しい友達で、忌憚《きたん》なくいろいろな相談ができる人であっても、40〜50代という激動の期間は、微妙な摩擦も生じやすいものです。

たとえば、自分よりも年齢が下の友達であれば、女性ホルモンの低下がこんなにも心に変調をきたすことだと理解してもらえない場合もあります。つい当たりがキツイ言葉を発してしまったり、意図せず相手を傷つけてしまうこともあるのです。

年齢が上の人で、すでに更年期を経験している人はもしかしたらさまざまなアドバイスをしてくれるかもしれません。あなたにとって救いの手になるケースもあるでしょう。ただし、更年期の症状は人それぞれで、ひとりひとりまったく異なります。同じような症状を経験している人であれば、そのツラさを共有できるかもしれませんが、「え？　そんなことまったくなかったわよ」といわれてしまう危険性もあります。

同世代の友達も同様です。たとえば、自分は40代ですでに閉経を迎えたのに、友達は「私はまだ月経が順調にあるんだよね」という状態だったら……。閉経したことを絶対いいたくない、と思う人も多いでしょう。

友達に絶対いってはいけない、というわけではありませんが、その友達の反応に一喜一憂する自分を想像できるようであれば、あまり詳細を相談しないほうがいいかもしれません。全部打ち明けたほうがラクになるというのであれば、相談してみましょう。ただし、じっくり話を聞いてくれるタイプの友達でなければ、敬遠されてしまうかもしれません。逆に、自分の友達が更年期症状で人が変わったようになっていたら、少し距離を置いて見守るという姿勢も大切です。お互いに不調な時期を乗り越えたら、また距離を縮めればいいことです。いずれにせよ、この時期はどんなに親しくても友人関係にヒビが入る可能性もあるということを覚えておきましょう。

6 健康のための4原則＋α

40代からの不調を乗り切るために大切なことは、「規則正しい生活」「バランスのよい食生活」「しっかり睡眠をとる」「適度な運動をする」です。これは、すべての病気予防や健康法としていわれるものです。結局はこの4原則が土台となるわけです。

これを徹底していても、健康な心と体を維持していたとしても、女性ホルモンの低下は確実に起こります。だからこそ、ベースは整えておかなければ、不調はより重くひどくなってしまうのです。

もうひとつ、喫煙者は今すぐタバコをやめることです。喫煙は百害あって一利ナシ。女性ホルモンを攻撃することがわかっています。閉経を早めたり、更年期症状を重くしたり、おりものの量を増やしたりニオイを強くしたりと、嬉しくないことがたくさんあります。

また、閉経後も骨粗しょう症、心筋梗塞、脳梗塞など、重い病気を引き起こす最大の要因となります。最近は若い女性の喫煙率も増えているようで、心配です。喫煙本数よりも継続年数が問題になります。更年期を機に禁煙するのでも遅くありません。喫煙者はこれもチャンスと考えて、禁煙をしてください。

7 これからのライフプランを考える

40代に入ったら、ライフプランを見直してみましょう。子育てを終えた専業主婦の人は、子供が巣立ったあとの人生を、シングルで働いている人はここ10年の目標や定年退職後の人生を、より具体的にこの先の数十年を考えてみてください。

何を優先すべきかを考えてみると、自然と「自分の健康」が浮上するはずです。家族、仕事、恋愛、趣味、いろいろな目標を立てていくうえで、すべてに共通して必要なことが「健康」であると気づくでしょう。寝たきりにならないために、元気で老年期を過ごすためにも、これから迎える更年期を「準備運動」としてうまく乗り切ってほしいのです。

8 女性の人生は40代から面白くなる

若さを礼賛する特異な国・日本では、年齢を重ねることをマイナスにとらえる傾向があります。これは男性だけでなく女性たち自身もそうなのです。40代からもっと面白くなるよ、とアドバイスしてくれるポジティブな女性たちがもっと増えるといいのですが……。

知人や友人でも特にポジティブな女性の周囲にいるようにしましょう。加齢に対してネガティブな発言ばかりする女性といると、自分までネガティブになってしまいます。「私なんか年だから」と愚痴ばかりいっている人ではなく、一緒にいて楽しいと思う人と過ごす時間を増やしていきましょう。

9 若くなくても月経がなくても、女は女

女に生まれたら、死ぬまで女です。「閉経を迎えると女じゃなくなる」と思うのは大間違い。若くなくても、細くなくても、月経がなくなっても、女であることに変わりはありません。

40代は人生の折り返し地点、女性の人生はとても長いのです。更年期は誰にでも起こる現象ですが、とらえかたや考え方ひとつで明るく前向きになります。要は「あなた次第」なのです。

COLUMN

5

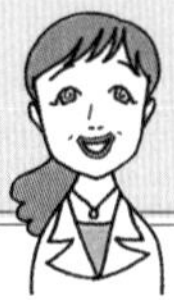

説明書どおりの 副作用を訴える?!

薬の副作用については、思い込みが影響する場合も大いにあります。

低用量ピルの発売当初の頃、製薬会社が作ったパンフレットを患者さんに手渡していたのですが、そこには「副作用でまれにふくらはぎが痛くなる」と書いてありました。すると、服用後ふくらはぎの痛みを訴える人がたくさん出てきました。あまりに多いので、そのパンフレットをやめて、オリジナルで説明書を作って渡すようにしたのです。すると、ふくらはぎの痛みを訴える人はピタリといなくなりました。

パンフレットに書かれている注意書きを読んだらその気になってしまう、思い込みの強さは怖いものです。ネガティブな思い込みやマイナスメッセージは、薬の効果を下げてしまうこともあるのです。

あとがき

「更年期の本を書きませんか？」と、私のクリニックの近くにある永岡書店さんからお話があったのは、暑い初夏のことでした。実をいうと、「更年期の本なんて売れませんよー」とお返事してしまいました。だって「更年期」ってネガティブな印象ではありませんか？　更に年を重ねる？　体調不良？　ホルモンがなくなる!?　敬遠されるような話ばかりになると思ったのです。

でも、編集の方といろいろお話をしているうちに、「40代以降の女性がいきいきと暮らせるようにアドバイスしたい。更年期に対していろいろな不安を持っている女性に、正しい知識を伝えて不安を取り除きたい」ということだとわかり、それなら必要かもしれない、と考え直したのです。

私のクリニックには、更年期まっただ中の女性たちやその予備軍が毎日のように訪れます。更年期については、昔より情報が出回るようにはなっています。女性誌やテレビでも取り上げられるようになりました。ただ、氾濫《はんらん》するネット情報や友人のうわさ話などの間違った情報に振り回されてしまうこともあるようです。学校では、女性の一生の健康やホルモンの話などは、ちゃんと教えてくれません。小学校で「初経教育」という名の女子限定の1コマ授業くらい。この知識だけで、初経からはじまる女性の長い一生を乗り切ろうというのならば無謀です。特に、更年期に関しては小・中・高校で教えられることがほとんどありません。それではなんとか正しい情報を知ってもらおう、そして「更年期」を「幸年期」や「光燃期」と感じてもらえるようになればいい、そんなことを思って、お引き受けしました。

暑い中せっせとクリニックへ足を運んで、私の話をうまくまとめてくださったライターの永峯美樹さん、取材に同行して、本の形にしてくださった永岡書店の龍崎忍さん、そして編集長の影山美奈子さん、ありがとうございました。ひとりでも多くの女性たちが、女性の健康に対する正しい知識を手にして、自分らしい健康で幸せな人生を歩んでいってほしいと願っています。

著者プロフィール

吉野一枝（よしの かずえ）

よしの女性診療所院長。産婦人科医。女性の悩みに詳しい臨床心理士でもある。東京生まれ。高校卒業後、今でいう「フリーター」やコマーシャル制作の会社勤務を経て、32歳で帝京大学医学部入学。日々診療にあたる一方、「女性医療ネットワーク」「性と健康を考える女性専門家の会」などを通して、女性の健康への啓発や講演など、積極的に活動している。著書に『母と娘のホルモンLesson』（メディカルトリビューン）などがある。

スタッフ

ブックデザイン：白畠かおり
カバーイラスト：ナツコ・ムーン
本文イラスト：地獄カレー
編集協力：永峯美樹
DTP：センターメディア
校正：くすのき舎

◇◇◇◇

40歳からの
女性のからだと気持ちの
不安をなくす本

著者　吉野一枝
発行者　永岡純一
発行所　株式会社永岡書店
〒176-8518　東京都練馬区豊玉上1-7-14
代表03（3992）5155　編集03（3992）7191

印刷　横山印刷
製本　ヤマナカ製本

ISBN978-4-522-43398-0 C0047　①